ウソ ホント

健康食品・サプリメントを

科学する

金沢 和樹 ● 著
KANAZAWA KAZUKI

日本生活協同組合連合会

まえがき

　私たちはいつも健康でありたいと願っています。長寿はともかく、死ぬ間際まで活発に活動し、病気で苦しむのではなく、周囲に迷惑をかけることなく、寿命を全うしたいと願っています。そして、健康を維持できる健康食品、サプリメント、特定保健用食品と聞くと飛びつきます。

　一方、業者さんは何とかして私たちの気を引こうとします。健康食品やサプリメントの表示には病気予防は謳えないので、添付のパンフレットなどで主張します。「メタボ」という言葉が流行れば、メタボ予防のサプリメントがすぐに販売されます。

　サプリメントはほんとうに病気を予防できるのでしょうか。どこまで「ほんと」なのでしょうか。

　健康食品の1990年ごろからの研究ブームはひどいものでした。多くの研究者が健康食品の効果を謳う実験を行い、小手先だけのデータを揃え、学会などで発表しました。「何々学会で発表した」と箔をつけて商品を売るためです。試験管の中で成分を混ぜてみて効果があったから病気予防成分であるとか、ヒト細胞を用いて試験したからヒトの病気にも効くとか、膨大な量を病気のネズミに与えて病気が治ったからヒトにも効くとか。たしかに実験結果はその通りでしょうが、それを短絡的にヒトに適用できません。むしろ多くの場合ヒトには効果がありません。人はそれぞれ多様な生活をしてお

り、個体差が大きいからです。

　さらに、これらの論文の結論には決まって「この成分はヒトの健康維持に良い成分と考えられる」と書かれます。この結論には科学的に2つ間違いがあります。「良い」とは「何よりも良い」のかです。この論文を読んだ読者は「その成分は地上でもっとも良い成分」と誤解しがちです。しかし、多くの場合、その「良い」は、毎日食べている食品と比較して、それよりも際立ってすぐれた効果を示すほど「良い成分」ではありません。

　もう一つの間違いは、「悪い」はないのか、つまり「副作用はない」のかです。ほとんどの論文が「悪い」側を調べていません。そして「良い」という実験結果だけを並べて「このサプリメントには健康に好ましいポリフェノールが通常食品の100倍も入っています」などと謳うわけです。このブームは今も続いています。

　一方、食品成分はどのようにしてヒトのからだの機能を調節しているのか、どのようにからだに取り込まれ、どこに作用して、何をするのかを解明する努力している栄養化学者がいます。彼らは、食品の観点からヒトという生命体の「生命の神秘」を解明しようとしている科学者です。筆者もその一人ですが、食品成分のヒト体内での機能性を研究しています。

　私たち食品機能研究者にしてみれば、「サプリメントが効く、病気を予防する」という研究は、「そんなバカな」と言いたい歯がゆい思いがする話題です。そんなに簡単にヒトのからだに効くのならば、私たちは毎日食品を食べるたびにか

らだの状態がころころ変って、「今日の私は昨日の私でない」などの事態が起こります。それこそ逆に病気です。そのようなことはありません。それは、ヒトには消化管という食べた成分を選別する臓器があるからです。試験管内や細胞で効いても人で効くはずがありません。ヒトの代謝速度はネズミなど小動物の50分の1以下です。ネズミが解毒できる副作用にヒトが耐えられる否かは不明です。

　そして、ありえない現象は起こりません。試験管の中で起きた現象がそのまま人の体内でおこれば大変なことになります。食べた物がそのままからだの中に入ってきて何らかの作用をするのなら、例えば、牛の肉を食べたら私たちのからだに牛の筋肉が付く、魚の刺身を食べたら皮膚に鱗ができたなどになります。

　しかし、何を食べてもこのようなことは決して起こりません。ありえないことは起こりえないのです。それをあたかも起こるかのように謳って売られているサプリメントがたくさんあります。歯がゆい思いです。

　これはどこかで公平な正しい栄養科学情報を提供しなければならないと思いました。そして今回、日本生活協同組合連合会から出版していただけることになりました。本書では、生命現象を科学的に説明し、その論理に基づいて「ほんとに効く」、あるいは「うそ」と断定しました。

　例えばコラーゲンです。コラーゲンはからだの中でつくられるのです。そしてコラーゲンをつくる素材はからだの中にたくさんあります。私たちのからだは、状態を調節してやれ

ば、何時でもいくらでもコラーゲンを新しくつくることができます。食べたコラーゲンはからだの中に吸収されますが、からだのコラーゲン合成を全く援助しません。これが科学的事実です。いや「異なる意見もあるでしょう」と言われる方が居るかもしれませんが、「自然界の法則としてありえないことは、生命現象として、起こりえません」。

ところで、サプリメントは様々な名称で売られています。有効成分が「A」という名称であっても、商品名は多種多様です。どのような名前を付けても違反にはなりませんので、同じ成分が色んな名称で販売されています。しかし、どのようなサプリメントでも、成分名は裏の表示に明確に示されています。

本書を手にしてくださった方は、まず、これから飲もうとするサプリメントの表示を見てください。表示は量的に多い順に書いてあります。そして謳い文句になっている成分名、あるいは聞きなれない成分名があればそれを本書の目次あるいは索引で調べ、そして本書を読み進んでください。生命を理解してくだり、本書の論理を理解してくだされば、ご自身で「ほんとに効く」「効かない」を判断できると思います。

筆者の結論にこだわることなく、皆様方ご自身で「ほんと」「うそ」を議論してくださるようになれば、筆者にとってはそれほど嬉しいことはありません。

まえがき —— 3

目次

0. 健康食品・サプリメントとは —— 11
　健康食品・サプリメントとは　12
　サプリメントは必要か　12
　名探偵の推理　14
　キーワードは「日々多彩な植物性食品」　16

1. ビタミンとミネラルのサプリメント —— 19
　必要でも摂りすぎはだめ　20
　不足しがちなビタミン・ミネラル　22
　どれを選ぶ　24
　ビタミン・ミネラルのうそ・ほんと　25

2. 脂肪酸の力 —— 29
　体力を養う脂肪酸、知恵を培む脂肪酸　30
　生活習慣病予防　32
　n−6系脂肪酸を含む食品とn−3系脂肪酸を含む食品　33
　比率は？　35
　地中海型食生活　37
　トランス脂肪酸とは　37

3. 抗酸化食品 —— 39
　からだの抗酸化システム　41
　食品の抗酸化成分　43
　抗酸化サプリメントは必要か　45

4. ポリフェノール —— 49
　ポリフェノールとは　50
　ポリフェノールを含む食品　51
　ポリフェノール逸話　53
　　ブルーベリーのアントシアニン／赤ワインのレスベラトロール／大豆のイソフラボン／イチョウ葉エキス／緑茶のカテキン／ブラジル産プロポリス／健康表示

5. 生活習慣病予防 —— 63
　タンパク質機能調節作用　64
　どれだけ食べればよいか　66
　サプリメントより日常の食事で　67

7

6. 食物繊維の8つの効能 —— 69
噛んで脳のはたらきが活発に　70
膨れ上がって過食防止　71
じゃますることに意味がある糖尿病予防　72
コレステロールを排泄して動脈硬化症予防　74
大腸がん予防　75
食事に含まれる異物を排除　75
便秘防止　76
腸内環境改善　77
自分に合うプロバイオティクスを探そう　78
食物繊維不足と病気　79
何から摂れれば良いか　82
どれだけ摂れば良いか　83
食物繊維と免疫調節　83
ベータグルカン・フコイダンって何？　86

7. 美肌・美白商品 —— 89
コラーゲン　90
ビタミンC　94
コンドロイチン、ヒアルロン酸　95
メラニン蓄積防止　96
アンチエイジング　99

8. やせる —— 101
代謝系を阻害する商品　102
カロリーオフの甘味料　103
甘味料はダイエットではない　107
糖の体内吸収阻害　108
食習慣と丸型やせ型　109
カプサイシン　110
ピリ辛いものは血圧を上げる　112
フコキサンチン　113
肥満の原因になる栄養素は何　114
生命が利用しているエネルギー　114
基礎代謝量を上げる　116
食事量と活動量のバランス　118

9. 血圧と食塩 —— 121
   血圧とは　122
   ギャバ　124
   ルチン　124
   食塩を減らそう　125
   夏バテ防止　127

10. 体力がつくサプリメント —— 129
   元気が出るのはアルコール　130
   体力がつく分岐アミノ酸　131
   プロテイン補給剤　132
   コーキューテン　133
   必須アミノ酸神話　135

11. 全てのサプリメントは日常食品で代替できる —— 141
   日常食品の方が好ましい　145

12. 食生活でがん予防 —— 147
   がんの原因　148
   発がん物質　149
   調理発がん物質　151
   植物性食品のがん予防効果　153
   発がん物質を消す食品成分　155
   発がんの開始段階を抑える食品成分　156
   発がんの促進段階を抑える食品成分　158
   発展段階を抑える食品成分　160

13. 何をどれだけ食べればよいのか —— 165
   機能性成分は非栄養素　167
   機能性成分の体内寿命　170
   野菜・果物・茶を毎日　172
   1日30種類の意味　172
   おいしいものを少しずつ多彩に　173
   健康ピラミッド　176

あとがき —— 180

索引 —— 184

0
健康食品・サプリメントとは

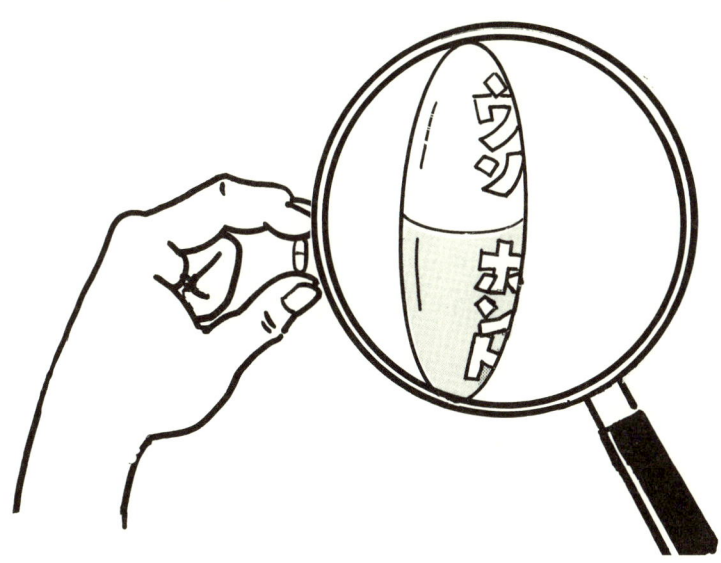

健康食品・サプリメントとは

「健康食品」とか「サプリメント」とかが氾濫しています。しかし、科学的にも制度上にも健康食品という言葉はありません。すべての食品に人の健康を増進する作用があり、「健康でない食品」はないからです。「健康食品」や「サプリメント」は科学的には「機能性食品」と定義されています。そして厚生労働省は「栄養機能食品」と「特定保健用食品」を制度化しています。これらの栄養補助食品の英語がサプリメントです。ここではこれらすべてを、社会の通称に合わせて、サプリメントと総称することとし、その必要性を考えながら、謳われている文句が「うそ」か「ほんと」かを、考えてみようと思います。

サプリメントは必要か

図1を見てください。日本人の主な病気の推移です。かつて死病といわれた結核は少しずつ減少し、逆に循環器疾患、がん、糖尿病が大変な勢いで増えています。結核は微生物による感染症です。感染病が減少したことは、微生物を除去できる医療技術が進歩したことを意味しています。

ところが、循環器疾患、がん、糖尿病は、医療技術の進歩にもかかわらず増えています。これは、これらの病気が医療技術とは関係なく、個人の生活習慣、とくに食生活に問題があること示しています。そこで、生活習慣の自己管理を促す意味も含めて、循環器疾患、がん、糖尿病などは生活習慣病

図1. 主要傷病例にみた受療率の年次推移

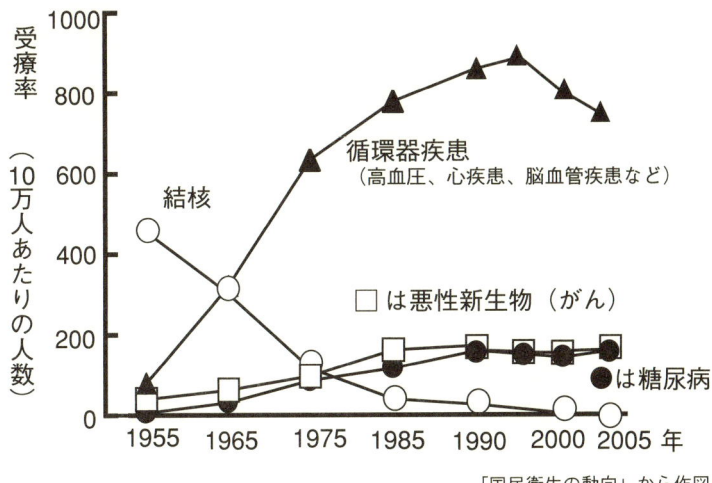

「国民衛生の動向」から作図

と総称されるようになりました。それでも生活習慣病は増え続け、結果として医療費総額は年間40兆円となり、国の財政を圧迫しています。

ここに登場したのがサプリメントです。生活習慣病が食生活と深く関係しているなら、それは食事で予防できるはずです。そして予防でき、医療機関に掛かる年齢を1年でも遅くすることができれば、国民の1年分の医療費の約10兆円が節約できると試算されています。これを納税者数で割ると、1人当たり137万円にもなります。もしサプリメントが有効ならば国の財政が改善でき、納税額も減り、もちろん個人が病気に苦しむリスクも減ることになります。このように、サプリメントは国のレベルからも、個人のレベルからも大きく期

待されるようになりました。しかし、本当にサプリメントは効くのでしょうか。

市販されているサプリメントの効能のすべてに十分な科学的根拠があるわけではありません。単に昔からよいと言われている、試験管内で利いた、一部の人に有効であった、簡単な動物試験で効いた、などのデータだけで市販されているものも多くあります。

また、どのようにして効果を示すのかが不明なものも多くあります。効果の示し方が不明ならば、からだのどこに作用するか分かりません。色々な場所に作用し、その結果代謝がかく乱されて副作用を示すかもしれません。あるいは効能に謳われているほど効かないかもしれません。このように現在市販されているサプリメントには、「うそ」と「ほんと」があります。

名探偵の推理

一方、研究者にとっては、サプリメントがほんとうに効くのか、どこに効くのか、どのように効いて疾患を予防するのかを解明するのは楽しい仕事です。まだ神秘な部分が多いヒトという生命体の中で、機能性成分が作用する標的になるタンパク質を一歩ずつ追い求めて、その結果を積み重ねて効果を示す機構を解明するのですが、それはまさに名探偵が犯人を推理で追いかけるのと同じで、わくわくする仕事です。

しかし、証拠のない架空の推理では、疾患を予防するという現実の結果は得られません。的を射た推理のためには、科

学的証拠を十分にそろえ、さらにその中から信頼できる事実を精査し、すべての証拠が矛盾なく論理的に整理でき、その結果が病気を予防できるという結論につながるようにしなければなりません。

このとき、多くの研究者が落ちる穴があります。サプリメントや健康食品の有効成分は、体内吸収時の代謝が、タンパク質、脂質、糖質などの栄養素と大きく異なります。栄養素は消化管内で加水分解された後に、小腸表面細胞から吸収されて、血流を経て主に肝臓でエネルギー代謝されます。

一方、サプリメントの成分は小腸細胞内に吸収されますが、その多くは小腸表面細胞で有効性を失うような「抱合」という代謝を受けます。そしてほとんどが消化管内に再排泄されて糞便に捨てられます。ですから、サプリメント成分の効力を試験管内で調べたデータは、ヒトには適用できません。

また、効能を調べるだけの目的でサプリメント成分をヒトの細胞に振りかけた試験は、その成分が消化管という組織を経ていませんから全く意味がありません。動物試験の結果も、動物はヒトと比べると何十倍も代謝速度が速いので、そのままヒトに当てはめることはできません。ならば、ボランティアを募った試験ということになりますが、ヒト試験にも大きな問題があります。人を何年も拘束できませんので、試験は1年以内の短期間になります。もし短期間で効果が現れるのならば、その成分は薬と同じで激しくからだに作用して、結果としてからだに大きな負担をかけているはずです。そのように強い効果があるサプリメントを、からだの状態がそれぞ

れ異なる様々な人が医者の処方もなしに服用して、そのすべての人に副作用がなく安全であるはずがありません。

　もう一つ大きな問題があります。動物ならば大過剰量を生涯の長期間にわたって与え続けて、副作用が無いかの安全性試験ができますが、ヒトではできません。そうなりますと、サプリメントの「うそ」「ほんと」は何を基に判断したらいいのでしょうか。あるノーベル賞受賞学者の言葉があります。「科学的事実は、論理的説明が付け加えられてはじめて真実になる」。

　つまり、試験管内、動物、ヒトでの多くの科学試験結果をすべてそろえ、それらを上で述べたように精査してまとめ、そのすべてが矛盾無く論理的に結論につながるように整理できればよいのです。

　例えば、動物で効果と毒性の十分な試験をし、効果がある成分について、その成分がどのように作用するかを細胞で解明し、そしてヒト試験に供してそれまでと同じ結果が得られ、その結果のすべてが論理的につながることを確認するのです。これではじめて、サプリメントの効能が「ほんと」といえます。

キーワードは「日々多彩な植物性食品」

　本書では、市販されているサプリメントを、その有効成分で分類し、その成分について謳われている効力が「ほんとう」なのか、副作用はないのか、素人療法で摂りすぎても問題ないのか、サプリメントとして摂る必要性はあるのか、などを

議論してみました。そして、サプリメントの有効成分はほぼすべてが植物の成分ですので、最終結論として、それらのほとんどは日常の野菜、果物、茶で代替できることから、本書のキーワードを「日々多彩な植物性食品」としました。

1
ビタミンと ミネラルの サプリメント

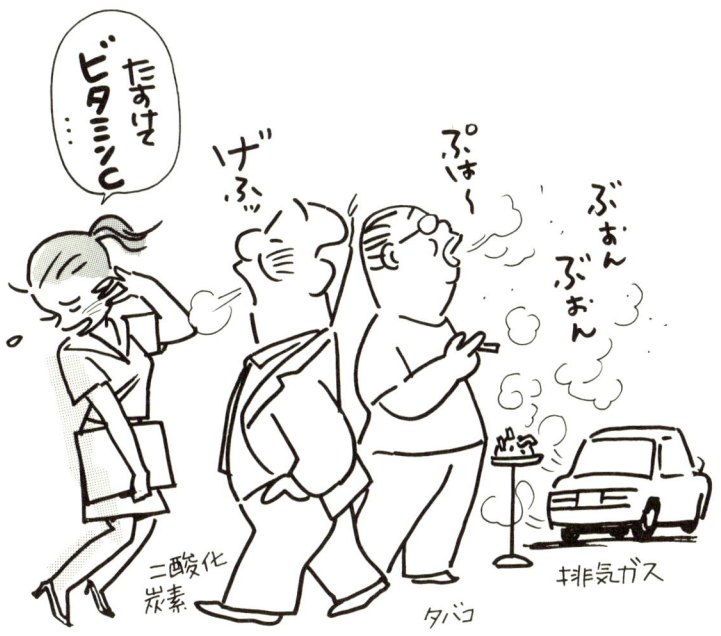

ビタミンはヒトのからだの代謝をたすける成分です。ミネラルは代謝をたすけたり、からだの組織をつくったりする成分です。いずれもヒトが健康に生きていくためには、微量でよいけれど、摂らなければならない必須の食品成分です。一方、多種類の総合ビタミンや総合ミネラルのサプリメントが市販されています。必須だからといってサプリメントでたくさん摂る必要があるのでしょうか。いくら摂ってもいいのでしょうか。

必要でも摂りすぎはだめ

　摂りすぎると過剰障害が現れるビタミンとミネラルを、表1−1・2に×印を付けてまとめました。ヒトのからだは主に水でつくられていますから、水に溶ける水溶性ビタミンは摂りすぎても尿に捨てられます。水溶性ビタミンのうちのナイアシン、ビタミンB_6、葉酸には摂りすぎると障害が現れる可能性があるので、摂取上限値が定められていますが、それ以外の水溶性ビタミンには上限はなく、摂りすぎても問題はありません。

　しかし、水に溶けにくい脂溶性ビタミンは、すべてに上限値が定められています。とくにビタミンAの過剰毒性は深刻です。そのため、総合ビタミン剤などのサプリメントでは、ビタミンAの配合を控えています。

　一方、ビタミンAは私たちの体内で、野菜などのベータカロテンからもつくられます。ニンジンジュースなどを飲むとビタミンAの摂りすぎになるのではないかと心配する方がい

表1-1. 多く摂ってもよいビタミン(○)、
　　　　摂りすぎてはいけないビタミン(×)

水溶性ビタミン		脂溶性ビタミン	
ビタミンB$_1$	○	ビタミンA	×
ビタミンB$_2$	○	ビタミンD	×
ビタミンB$_6$	×	ビタミンE	×
ビタミンB$_{12}$	○	ビタミンK	×
ナイアシン	×		
パントテン酸	○		
葉酸	×		
ビオチン	○		
ビタミンC	○		

(厚生労働省策定、2010年版「日本人の食事摂取基準」から抜粋)

表1-2. 多く摂ってもよいミネラル(○)、
　　　　摂りすぎてはいけないミネラル(×)

ミネラル			
カルシウム	×	セレン	×
カリウム	○	ヨウ素	×
ナトリウム	△	モリブデン	×
リン	×	クロム	×
マグネシウム	×		
鉄	×		
亜鉛	×		
マンガン	×		
銅	×		

(厚生労働省策定、2010年版「日本人の食事摂取基準」から抜粋)

ます。しかし、これは大丈夫です。生野菜やジュースに含まれているベータカロテンは体内への吸収率はたいへん低く、5％ほどです。また、私たちのからだは必要に応じてベータカロテンからビタミンAをつくりますので、野菜をたくさん食べてもビタミンAが体内に過剰に溜まることはありません。

ミネラルは金属ですから過剰に摂ると毒性が現れます。ですから、カルシウム、鉄、リン、マグネシウム、銅、ヨウ素、マンガン、セレン、亜鉛、クロム、モリブデンなど、ほとんどのミネラルに摂取上限値が定められています。ナトリウムの△の意味は、「血圧」の項（125頁）で述べます。

ところで、市販のサプリメントは、普段の食事から摂ると思われる量を考慮して、上限が定められているビタミンやミネラルについては錠剤あたりの量を1日摂取推奨量の50〜70％に抑えて配合しています。そして「1日何錠を目安にしてください」と表示しています。摂りすぎを防ぐには、この「目安」を守ることが大切です。良いものだからと言って、多く摂ればいい訳ではありません。何にでも限度があります。

不足しがちなビタミン・ミネラル

現代日本人に不足しがちなビタミンは、ビタミンB_1とCです。ビタミンB_1はからだが食べ物からエネルギーをつくるときに必要なビタミンです。欠乏すれば、からだがだるい、疲れやすい、と感じます。もっと欠乏すれば歩けないくらいに弱ります。いわゆる脚気です。現代では歩けなくなるほど

欠乏することはありません。しかし現代人はあまり運動しないくせに、からだの一部だけを酷使しています。コンピューターで指だけを使うとか、四六時中イヤホーンを耳に入れて音楽を聴き、鼓膜だけ運動させるとかです。結果として局所的なビタミンB_1欠乏になっているといわれています。

ビタミンCは、「美肌」や「がん」の項（94頁、155頁）で詳しく説明しますが、からだに侵入した毒物を解毒して排泄したり、皮膚や骨のコラーゲンを更新するのに必須のビタミンです。

また、タバコを吸う人や、排気ガスが多い都会で生活する人はビタミンCを多量に消費しており、欠乏しがちです。ビタミンB_1もCも、いずれも水溶性ビタミンです。少しくらい摂りすぎても過剰分は尿に排泄されます。とくにビタミンCは、清涼飲料、ドリンク、サプリメントなどから過剰に摂る方がいいと思います。

ミネラルでは鉄とカルシウムが不足がちです。とくに女性は月経で鉄を排泄しますので不足に注意しなければなりません。また、妊娠時は胎児の骨格形成に多量のカルシウムが必要です。更年期を過ぎると若いときのカルシウム不足が原因で骨粗鬆症になることがあります。鉄もカルシウムも、サプリメントで補給してもよいミネラルです。しかし、摂りすぎはきわめて怖い病気につながりますので、「1日何錠の目安」をまもることが大切です。

どれを選ぶ

　ビタミンやミネラルの総合錠剤が多様に市販されています。その中のどれを選べばいいのでしょうか。一つ重要なことは値段が高いから良いとは限らないということです。むしろ安い方が安全で健康によいものがあります。

　生鮮・加工食品にはJAS規格があり、食品添加物には公定書の規格があります。ところが、サプリメントはこれまでになかった食品ですから、規格がありません。そこで企業は協会を設立して自主規格で品質を管理しています。しかし、協会に所属しない販売業者もあります。また、成分を特殊な素材から調製してプレミア付きで販売している業者もあります。これらの製品の中には、鉛、カドミウム、砒素などの重金属の混入量が基準値を上回っているものがありました。カルシウムはサンゴ、貝殻、牛骨などを焼いて調製することがあります。生き物の組織を焼くとダイオキシンが生じます。生物組織から調製するよりも石灰石などから調製する方がいいのです。

　また、カルシウムが私たちのからだの中で骨をつくるときには、同時にカルシウムの半分量のマグネシウムが必要です。カルシウムの有効性を高めるには、カルシウムとマグネシムを2対1の比率で含んでいるドロマイトのような土壌成分が好ましいことになります。

　このような規格や配合量を考慮しているサプリメントを選べばいいのですが、実は、昔からお医者さんが処方していた

局方品のビタミン・ミネラルは、薬局方で品質や純度が定められています。しかもサプリメントよりも安価です。逆に、サプリメントの中には配合は局方と同じなのに、薬局方のビタミン剤やミネラル剤の10倍以上の価格が付いているものがありました。日本人がのせられやすい、高いものほど良い製品だと錯覚させる商法です。

そこで悩ましい結論ですが、薬局で買う場合でもサプリメントは避けて、できるだけ安いビタミン剤やミネラル剤を買う方が安全で健康にも好ましいということになります。

ビタミン・ミネラルのうそ・ほんと

人は食べ物から栄養素を摂ることで生きています。そして、日常の食べ物で十分にビタミンもミネラルも補給できます。とくに、野菜、果物、茶類を多く摂るように心がければ欠乏症に苦しむことはありません。まして摂りすぎで恐ろしい過剰症になることもありません。日々の食生活で様々な食品を多様に組み合わせてバランスよく適量ずつ摂ることです。

次頁の図2を見てください。横軸は食べた量の「多い・少ない」を表しています。縦軸は100に向かうほど障害がおこる危険度が高いことを意味します。例えば医薬でしたら、服用する量が少なければ病気は治りませんから、死にいたるかもしれないという意味で、危険度が上がります。そして、多すぎれば副作用が現れて危険です。医薬の場合はこの適正量の幅が大変狭いのです。だからお医者さんはその人のからだの状態、年齢、体重などを考慮して、毎食後に飲みなさい、

図2. 摂取量からみたサプリメントと日常食品との関係

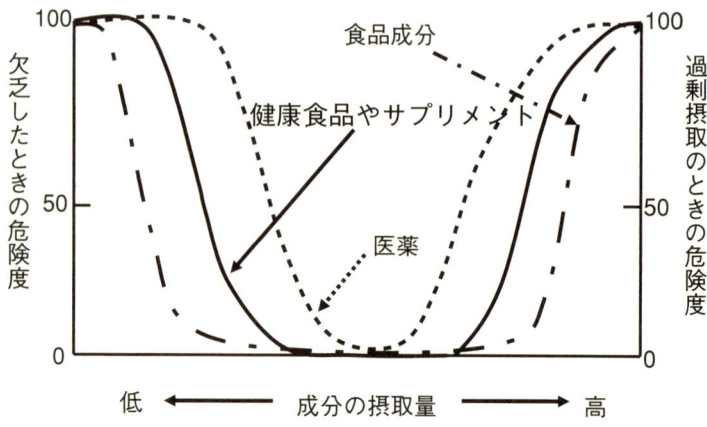

などと厳密に処方します。

　一方、食品の場合は、少なければ栄養失調で危険になり、多すぎても糖尿病やメタボリックシンドロームなどで危険ですが、少々の食べすぎは問題ありません。食品の適正量の幅はたいへん広いのです。

　健康食品やサプリメントは、食材から有効成分を抽出したものですから、医薬と食品の中間にあり、適正量の幅も食品より狭くなります。食品には様々な成分が混在しています。食品を食べた場合は、混在成分が有効成分の体内吸収をじゃましたり、効かなくしたりしますので、過剰障害が現れにくいのです。

　しかし、混在成分を除いた健康食品やサプリメントの場合は、医薬と同じように有効成分だけになっていますので、効きすぎることがあるのです。

そして、摂りすぎは過剰障害という副作用につながることがあります。やはり、サプリメントに頼るより、日常食品の方がいいのです。
　しかし現代は、一人暮らしや、家族で生活していてもそれぞれの生活リズムが食い違っていて、多様な食材を毎日調理するのが困難な家庭が増えました。野菜不足を補うには、サプリメントのビタミン類やミネラル類が必要です。自分の食生活を振り返ってみて、「十分に野菜を食べていないな！」と思う人にとっては、サプリメントは「ほんと」です。でも、本来は食生活を豊かにすべきです。この意味では、サプリメントは「うそ」でありたいです。

2

脂肪酸の力

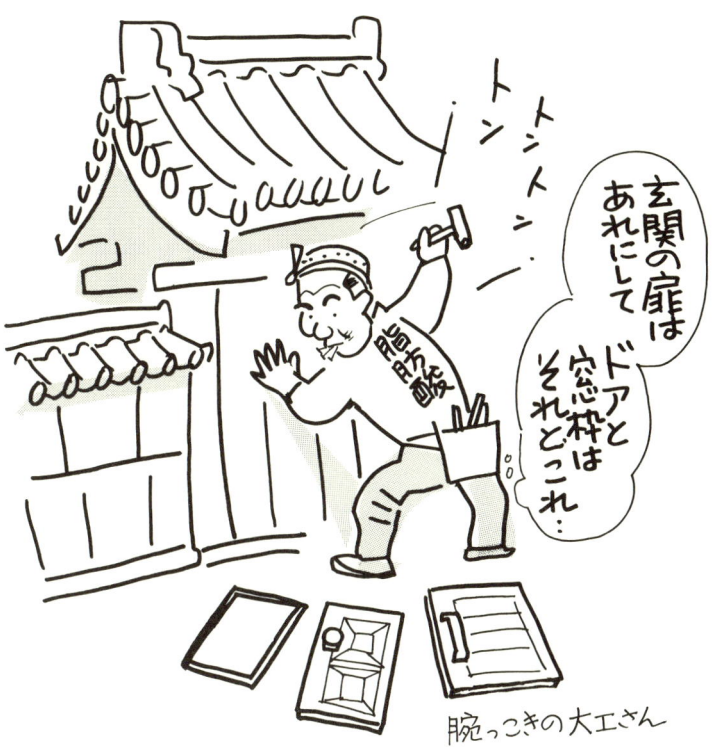

腕っこきの大工さん

脂肪は肥満の原因と目の敵にする人がいます。しかし、脂肪には必須の栄養素としての重要な役割があります。脂肪を構成する脂肪酸にはいくつかの種類があり、それぞれがヒトのからだの中で重要なはたらきをしているのです。

　私たちのからだは約60兆個の細胞でつくられていますが、その細胞の膜をつくっているのが脂肪酸です。どのような脂肪酸が膜をつくったかによって、細胞の能力が大きく左右されます。また、脂肪酸はエイコサノイドという局所ホルモンになります。どの脂肪酸からホルモンがつくられたかによって、病気になりやすさに影響するだけでなく、体力、知能、性格まで大きく左右されます。そこで、海の脂肪酸などの名前で売られている脂肪酸のサプリメントの意味を考えてみようと思います。

体力を養う脂肪酸、知恵を培む脂肪酸

　脂肪酸の中には、飽和脂肪酸と不飽和脂肪酸があります。不飽和脂肪酸はさらにn−3系(エヌ・マイナス・サン・ケイ)、n−6系、n−9系の3種類の系列に分けられます。このうち、n−9はヒトの体内でつくることができますが、n−3とn−6はつくることができません。細胞の膜は生命活動を担っているタンパク質がはたらく場所です。膜をn−3がつくったか、n−6がつくったかによって、細胞のはたらきが大きく異なります。

　図2に脂肪酸の形を示しました。n−6脂肪酸のアラキドン酸は釣り針の形、n−3脂肪酸のDHA(ディエチエー)やEPA(イーピーエー)は輪の形をしています。この形に重要な意味があります。n−6は細胞内

図3. 脂肪酸の立体的な形

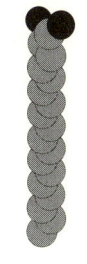 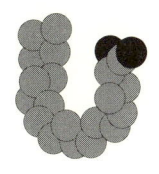 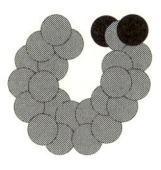

飽和脂肪酸の　　　n-6不飽和脂肪酸の　　　n-3不飽和脂肪酸の
ステアリン酸　　　アラキドン酸　　　　　　DHA

黒い丸は酸素原子を、灰色の丸は水素を付けた炭素原子を表している。

図4. n－6系脂肪酸とn－3系脂肪酸の細胞膜でのはたらき

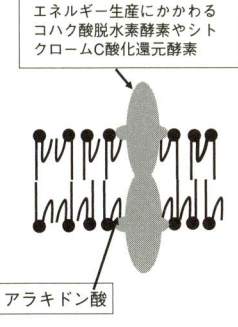 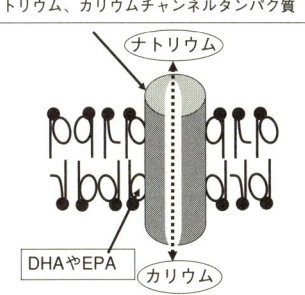

ミトコンドリアの膜でアラキドン酸　　　神経細胞の膜でのDHAやEPAのは
のはたらき　　　　　　　　　　　　　　たらき

のミトコンドリアという、エネルギーをつくり出す組織で必須です。**図3**を見てください。釣り針型のn－6脂肪酸はエネルギーをつくる酵素を引っ掛けるようにして膜に支えています。もし、n－6脂肪酸の量が十分でなければ、この酵素を

捕まえておくことができなくなり、エネルギーがつくれなくなります。その結果、体力がなくなり、活動できなくなります。

　一方、神経細胞はn－3脂肪酸を必要としています。神経伝達の役割を担っているタンパク質を輪で挟み込むようにして膜に支えているのがn－3脂肪酸です。神経細胞は膜を毎日活発につくりかえていますので、脳や神経のうごきをスムーズにするにはn－3脂肪酸を毎日食事から適量摂らなければなりません。実験動物をn－3脂肪酸が多い餌で飼育すると、その動物の学習能力が向上しました。また、人にサプリメントでDHAを毎日摂ってもらうと、その人の性格が温和になりました。これらの結果から、n－3脂肪酸は頭が良くなる脂肪酸とよばれています。

　しかし、頭がよくても体力がなければ知恵を活かすことができません。体力があっても、知恵がなければ体力を活かすチャンスを見つけることができません。n－3とn－6の両方ともが必要なのです。

生活習慣病予防

　脂肪酸にはもう一つ重要な役割があります。体内でエイコサノイドにつくり変えられることです。エイコサノイドは数十秒から数分で壊れてしまい、この短い時間に特異なはたらきをするホルモンの一種です。

　例えば、あるエイコサノイドは、血管が破れて出血した場合に、破れた箇所にふたをするために、血小板に集合せよと

いう指令を出します。このエイコサノイドは、血管が破れた箇所の近くでだけつくられ、からだ全体に広がる前に壊れてしまいます。仮に全身に運ばれると、からだ全体の血が固まり、血液の流れが止まってしまい大変なことになるからです。エイコサノイドは寿命が短く、局所にだけ作用するのです。

　また、ふたができると、今度は血小板を集めるのを止めさせる別のエイコサノイドがつくられます。血小板を集める指令が出続けていると血管がつまってしまうからです。この他にも、血管や気管支を拡張させたり弛緩させたり、子宮を収縮させたり、がんやアレルギーにかかわったり、睡眠や体温調節にかかわるエイコサノイドがあります。

　n－3脂肪酸もn－6脂肪酸もエイコサノイドをつくりますが、重要なことは、それぞれが正反対の役割をするエイコサノイドをつくることです。大まかに区別すると、n－3は弛緩を、n－6は収縮を担います。食事から摂る脂肪酸がn－6ばかりならば、高血圧、がん、アレルギーになりやすいといわれています。逆に、n－3脂肪酸ばかりだと、出血が止まりにくくなり、脳内出血などの危険性が増します。n－3とn－6はいずれもバランスよく摂らなければなりません。

n－6系脂肪酸を含む食品とn－3系脂肪酸を含む食品

　次頁の図5にn－6系脂肪酸を多く含む食品と、n－3系脂肪酸を多く含む食品を示しました。食品の脂質の総含量を100％として、その中に飽和脂肪酸・n－6系脂肪酸・n－3系脂肪酸が占める率を示しました。

図5. 食品に含まれる脂肪酸の比率

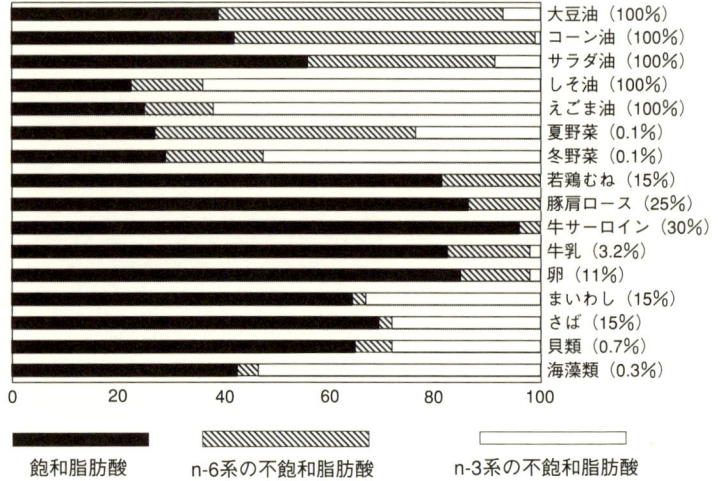

　例えば、牛サーロインはカッコ内に示したように、肉100g中に脂質が30g（30％）含まれています。そして30gの中の95％余りが飽和脂肪酸で、残りがn−6です。n−3はほとんど含んでいません。

　一方、さばは、15％が脂質でその内の70％ほどが飽和脂肪酸、残りのほとんどがn−3です。

　これらをまとめますと、陸の動物の肉は脂質を多く含み、そのほとんどが飽和脂肪酸です。飽和脂肪酸を多く摂ると体内のコレステロール量が上がります。肉を多く摂る国では心筋梗塞や動脈硬化症が多いと報告されています。しかし、n−6脂肪酸の率が高いのは陸上の動物の肉です。肉を食べれば体力がつきます。その理由の一つは、肉に含まれるn−

6脂肪酸のアラキドン酸がミトコンドリアに取り込まれてエネルギー生産を助けるからです。n－6脂肪酸の給源は肉です。

　これに対してn－3脂肪酸は、海の植物性プランクトンが多くつくります。小魚はこのプランクトンを餌とし、大魚は小魚を餌にし、鯨はこれらを食べます。ですから海の生物はn－3のDHAやEPAを豊富に含んでいます。

　野菜はn－6とn－3を均等に含んでいますが、野菜の脂質含量はわずか0.1％ですから、給源にはなりにくいのです。植物油の脂質含量は100％ですが、大豆油、ナタネ油、サラダ油はほとんどがn－6脂肪酸です。n－3脂肪酸が豊富な油は、シソ、エゴマ、亜麻仁です。

比率は？

　n－3とn－6はいずれが不足しても摂りすぎても生活習慣病に関係します。では、どのような摂取比率が良いのでしょうか。厚生労働省『日本人の食事摂取基準』策定検討会報告書2010年版は「18歳以上の成人では、脂質の摂取量は総エネルギー必要量の20～30％を目標値とし、飽和脂肪酸は総エネルギー必要量の4.5～7.0％、n－6系脂肪酸は10％未満、n－3系脂肪酸は2.1g／日以上を目標量とし、EPA及びDHAを1日1g以上摂ることが望ましい」としています。しかし、一方は％表示でもう一方はgなので、よくわかりません。実はこれらの数値は、「日本人が世界一長寿なので現代日本人は健康である」、ということをふまえた現状の比率です。

ところで、脂肪酸を研究している国際学会はn－6とn－3の比率は1：2が理想と考えています。また、循環器疾患が少なかった昭和中期の日本人は魚を多く摂っており、比率は1：5でした。循環器疾患が無かったといわれているイヌイット（エスキモー）も海の生物を主食にしていましたからほぼ同様の比率でした。循環器疾患予防のためにはn－3の摂取比が高い方がいいのです。しかし、現代の食生活で魚介類を多く摂るのは困難です。

　さらに問題があります。食事摂取基準には「飽和脂肪酸は総エネルギー必要量の4.5〜7.0％」とあります。図5をもう一度見てください。肉も魚も飽和脂肪酸を60％以上含んでいます。肉からn－6を摂ろうと思えばそれ以上の量の飽和脂肪酸を摂ることになります。魚からn－3を摂ろうとしてもやはり飽和脂肪酸を多く摂ることになります。そこで、海の脂肪酸のDHAやEPAがサプリメントとして売られているわけです。

　さて、DHAやEPAをサプリメントで補給するのは良いことでしょうか。摂らないよりは良いという意味で「ほんと」です。しかし、サプリメントでDHAやEPAを摂っても、食事で肉を多く食べれば比率は逆転します。さらにもう一つの目標「脂質の摂取量は総エネルギー必要量の20〜30％を目標値とし」を超えてしまいます。自分の食生活を振り返ってみて、おおよその比率を計算し、極端にn－6系に偏っているようならば、サプリメントでn－3系を摂ることを考えましょう。

地中海型食生活

　科学的に理想といわれているn-6とn-3の比率1：2を実践するのはたいへん困難です。肉を摂らずに魚だけにすればいいのですが、現実的ではありません。少しでも肉を食べれば、その数倍の魚を食べなければ1：2の比率にはなりません。そうすると飽和脂肪酸の摂取量も脂肪の総エネルギーに占める割合も目標値を大きく超えて肥満が問題になります。

　ところが昔からこれを達成していた人々が居ます。長い歴史を持つ地中海地方の人たちです。もう一つの脂肪酸、n-9のオレイン酸を利用するのです。オレイン酸はヒトの体内でもつくることができる脂肪酸ですから必須脂肪酸ではなく、n-3やn-6の役割に影響しません。脂肪の総摂取量だけを考えればいいのです。

　つまり、オレイン酸を中心に、野菜を豊富に、肉と魚を少しずつ食べればいいのです。オレイン酸はオリーブオイルに豊富です。地中海地方の人たちは、何にでもオリーブオイルをかけます。これには意味があったのです。そして地中海地方の人は健康寿命が長いというデータがあります。長い歴史の過程で学んだ知恵です。まさに食文化です。

トランス脂肪酸とは

　陸の動物の脂肪酸はほとんどが飽和脂肪酸です（図5）。飽和脂肪酸は常温では固体ですから、牛や山羊のミルクを用いると固体のバターをつくることができます。しかし動物の

ミルクは高価です。植物油や魚油は安価ですが、不飽和脂肪酸が多いので常温では液体です。液体はパンに塗りにくく食べにくいので、そこで安価な液体油から固体のバターをつくる方法が考案されました。不飽和脂肪酸の不飽和に水素を入れて飽和脂肪酸を化学合成するのです。これがマーガリンです。マーガリンは化学的合成品ですが、考案されたのが19世紀末で、食品の法律がつくられる前のことでしたから、現在では食品として扱われています。

　ところで、不飽和脂肪酸をマーガリンにする途上でトランス脂肪酸が生じます。トランス脂肪酸の形は、**図3**に示した飽和脂肪酸と同じで、ヒトの体内での代謝速度も遅く、多く摂ると心臓疾患のリスクが上がります。日本人のマーガリン消費量はそれほど多くありませんのでとくに規制されていませんが、欧米ではパンに塗るだけでなくクリームやショートニングとして多く摂りますので、トランス脂肪酸の摂取量を抑えるように管理や表示をしている国があります。

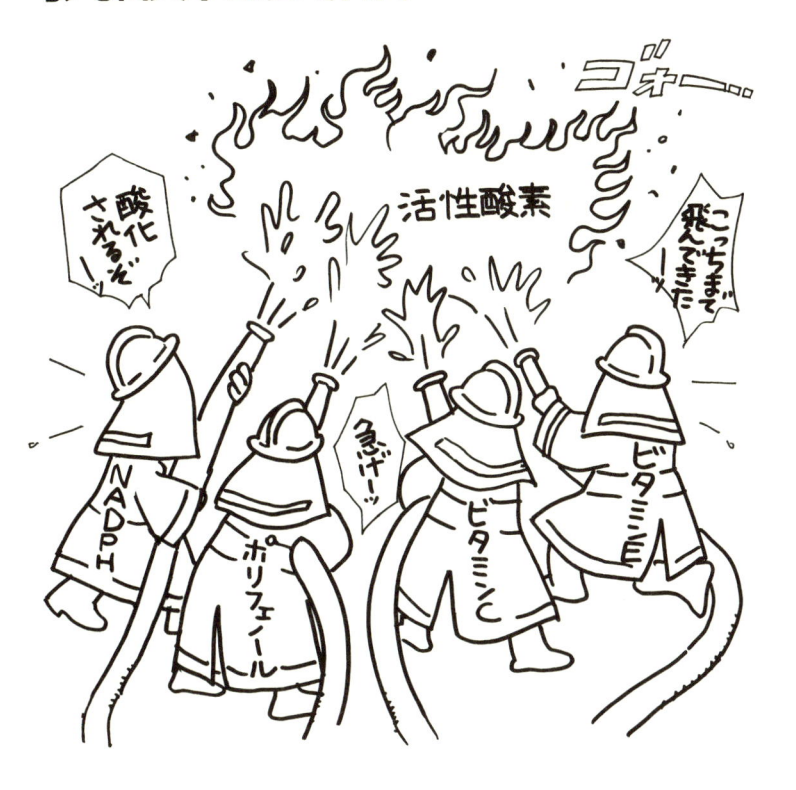

3
抗酸化食品

私たちのからだは酸素をいろいろな代謝に用いています。栄養素を酸素で燃やすことでエネルギーを得ています。細菌に感染したりがん細胞が生じたときには、酸素を利用して除去します。食べ物には様々な食品成分以外の物質が混ざっていますが、それを酸化して尿に排泄するのも酸素です。このように酸素を利用して生命を維持しています。私たちのからだが酸素を利用するときにはそれを活性化します。活性酸素です。活性酸素は空気中の酸素と違って反応性が高く、あらゆるものを瞬時に酸化してしまう危険な酸素です。

　私たちのからだは常に酸素を利用していますから、体内では常に活性酸素が発生しています。もちろんヒトは活性酸素を消去するシステムを完備しています。活性酸素を消去する酵素や抗酸化成分です。

　からだの抗酸化システムと活性酸素との関係を図6に描いてみました。通常は左図のように、体内の活性酸素の発生量と抗酸化システムはバランスがとれています。しかし、風邪をひく、感染する、暴飲・暴食で栄養素を一度に多く消化する、などのときには活性酸素が急激に発生します。しかし、からだの抗酸化システムは急には能力を上げることができませんから、活性酸素消去が追いつかなくなります。消去できなかった活性酸素は細胞の膜を破壊したり、タンパク質や遺伝子を酸化します。これが病気の原因です。がん、動脈硬化症、糖尿病など多くの病気の直接の原因が活性酸素だと証明されています。老化も活性酸素が原因の一つと考えられています。すると、活性酸素を消去する能力を高めれば病気を予

図6. 活性酸素と病気との関係

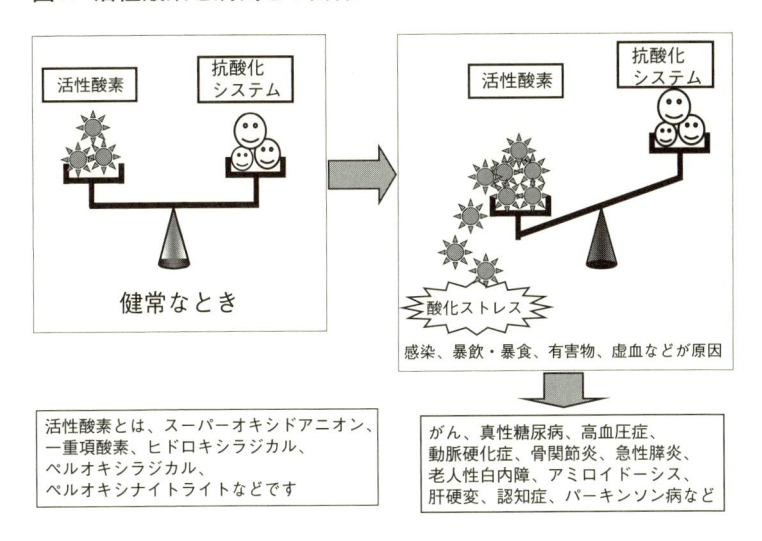

活性酸素とは、スーパーオキシドアニオン、一重項酸素、ヒドロキシラジカル、ペルオキシラジカル、ペルオキシナイトライトなどです

がん、真性糖尿病、高血圧症、動脈硬化症、骨関節炎、急性膵炎、老人性白内障、アミロイドーシス、肝硬変、認知症、パーキンソン病など

防して健康寿命を延ばすことができることになります。これが抗酸化食品に対する期待です。

からだの抗酸化システム

　私たちのからだは活性酸素を消去するための抗酸化酵素をいくつか持っています。通常はこれらの酵素でほぼすべての活性酸素を消去できます。しかし、感染、暴飲・暴食などで活性酸素が急激に発生すると、抗酸化酵素の量は急に増やすことができませんから、消去が追いつきません。そのようなときに抗酸化成分が重要な役割を果たします。

　次頁の図7に抗酸化成分のはたらきの一例を示しました。活性酸素は代謝が盛んに行われる細胞の膜で頻繁に生じま

図7. 抗酸化成分による活性酸素の消去

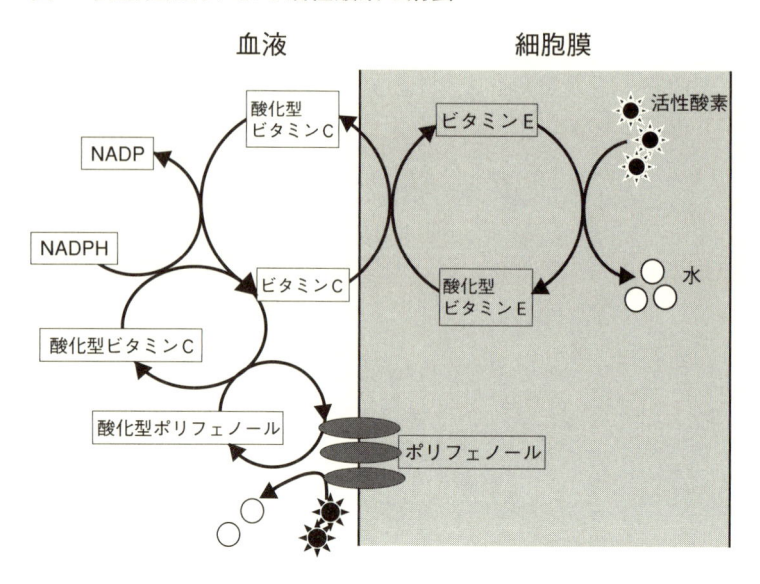

す。膜は水に溶けない脂質でできています。膜で活性酸素を消去するのは脂質に溶けるビタミンEです。ビタミンEは活性酸素を水に変えて、自身は酸化されます。酸化したビタミンEは活性酸素をこれ以上消去できません。そこで、ビタミンCが酸化したビタミンEを還元してもとのビタミンEにリサイクルします。細胞の膜表面には血液が激しく流れています。その血液にはビタミンCが溶けています。このビタミンCがビタミンEをリサイクルするのです。このときビタミンC自身は酸化されますが、すぐにNADPHというからだの成分がもとのビタミンCにリサイクルします。NADPHはグルコースからつくられるエネルギーを使って、リサイクル生産

されます。

　一方、活性酸素は細胞膜の表面で生じることもあります。このときは、水にも脂質にも溶けにくいために膜表面にとどまっているポリフェノールという食品成分が活性酸素を消去します。ポリフェノールのリサイクルもビタミンCが行います。

　このようにして私たちのからだではいくつかの抗酸化成分が協力して、細胞や遺伝子が活性酸素で壊されるのを防いでいます。抗酸化成分は健康寿命を長く保つために必須です。

食品の抗酸化成分

　抗酸化成分には私たちの体内でつくることができる成分と、つくれないので食事から摂らなければならない成分があります。つくることができるのは、ビリルビンや尿酸です。つくることができないのはビタミンC、ビタミンE、カロテン類、そしてポリフェノール類です。

　からだでつくることができるかできないかの違いは、大きな意味を持っています。つくることができるものは、つくる能力を遺伝子が決めていますので、無限に多くつくることはできません。抗酸化酵素もその活性の強さはヒトのからだでは一定の範囲に限られています。

　ところが、からだつくることができず食事から摂らなければならない抗酸化成分は、その人の食生活の工夫で体内量を増やすことができます。これは神様が与えてくれたチャンスだと思います。からだの抗酸化能力は遺伝的に決まっている

図8. 食品含まれる抗酸化成分の役割

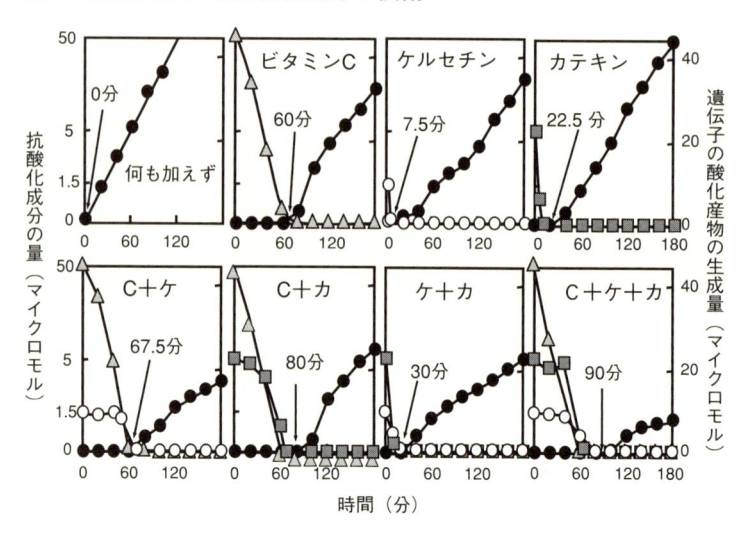

のではなく、食生活に知恵をはたらかせれば抗酸化能力を上げることができ、健康寿命を長く保つことができるのです。

図8に一例を示しました。試験管の中にグアノシンという遺伝子の塩基を入れ、活性酸素を作用させてその酸化を測定しました。からだの中でグアノシンが酸化されると、突然変異がおこり、がんなどの様々な病気の原因になるといわれています。上段の左端の図がグアノシンに活性酸素を作用させたものですが、グアノシンはすみやかに直線的に酸化されました。そこにビタミンCを健常なヒトのからだの中に含まれている量だけ添加すると、グアノシンは酸化されず、まずビタミンCが壊れます（上段左から二つ目）。すべてのビタミンCが壊れてはじめてグアノシンの酸化が始まります。ビタ

ミンCがグアノシンの酸化を抑えた時間は60分でした。

　次に、葉菜やタマネギに豊富に含まれているケルセチンというポリフェノールを、それを食べたときに体内に存在する量だけ加えました（三つ目）。同様に、ケルセチンがすべて壊れてしまうまでグアノシンの酸化は始まりません。その時間は7.5分でした。次に緑茶に豊富なポリフェノールのエピガロカテキンガレート（図ではカテキンと略しました）を体内に存在する量だけ加えました。カテキンはグアノシンの酸化を22.5分遅らせました（上段右端）。そしてこの3種類の抗酸化成分を混ぜ合わせると（下段の図）、三つの時間を足した90分間グアノシンの酸化を遅らせました（下段右端）。この結果が示していることは、ビタミンCと食品抗酸化成分のポリフェノールとは協力することができるということです。ビタミンCだけでは活性酸素の消去が追いつかないときに、野菜や茶から抗酸化成分を摂っていればそれらは協力して活性酸素からからだを護ってくれるのです。

抗酸化サプリメントは必要か

　私たちが心がけることは何でしょう。図6をもう一度見てください。活性酸素が急に増えることが病気につながります。急激に増える原因の一つが暴飲暴食です。アルコールや栄養素は適量ならばからだの抗酸化システムが処理できる範囲の活性酸素で代謝されます。適量を超えた暴飲暴食をすると、超えた量を代謝するために使われた活性酸素は抗酸化システムの能力を超えます。これは心がけで避けることができます。

昔から「健康のために腹八分目」と言われてきました。これも食文化が生んだ知恵です。

　しかし不可抗力で活性酸素が生じることもあります。菌に感染したり体内にがん細胞ができると、それを除くために白血球が活性酸素を急造します。薬を服用すると、それを処理するためにからだは活性酸素を使います。また、環境によっては空気中に様々な有害物が含まれています。それを吸うと、それを解毒するために活性酸素を使います。これらで使う活性酸素は、からだがもともと予定していたものではありませんから、消去する抗酸化システムも準備していません。このような場合に抗酸化成分の補給が重要になります。

　図7で示したように、抗酸化成分はビタミンCでリサイクルされてはたらきます。そこで、ビタミンCの推奨摂取量は、それまで1日50mgであったのが、第六次改定の「日本人の栄養所要量」では100mgに引き上げられました。栄養化学者はもっと多い量、1日500mgでもよいと考えています。タバコを吸う人や排気ガスなどが多い空気環境の悪いところで生活する人はとくに、吸い込んだ有害物を解毒するために多量のビタミンCを使います。ビタミンCは摂り過ぎても、水によく溶けるので余ったものは尿に排泄されます。

　脂溶性の抗酸化剤であるビタミンEは上限が定められています。幼児は400mg、成人は600mgですが、錠剤で乱暴に摂らない限り、日常食品では摂りすぎにはなりません。

　ところで、サプリメントとして抗酸化ポリフェノールが出回っています。その「うそ・ほんと」ですが、摂ってもいい

という意味で「ほんと」です。しかしポリフェノールは多種多様ですのでサプリメントで摂ると偏ったポリフェノールだけを摂ることになります。また過剰に摂ると、ポリフェノールは栄養素とは異った代謝系で処理しなければなりませんので、からだには大きな負担になります。この意味では「うそ」です。

　一方、ポリフェノールは日常のどのような野菜、果物、茶でも必ず適量を含んでいます。そこで、強く推奨したいのは、サプリメントではなく日常の野菜、果物、茶からポリフェノールを摂ることです。野菜・果物・茶はポリフェノール以外にもビタミンCやEを適量に含んでいます。さらにミネラルや食物繊維も豊富です。サプリメントと大きく異なり、何が足らない、何が過剰だなどを気にすることなく、必要な成分を満遍なく摂ることができ、さらに美味しく食べることができます。

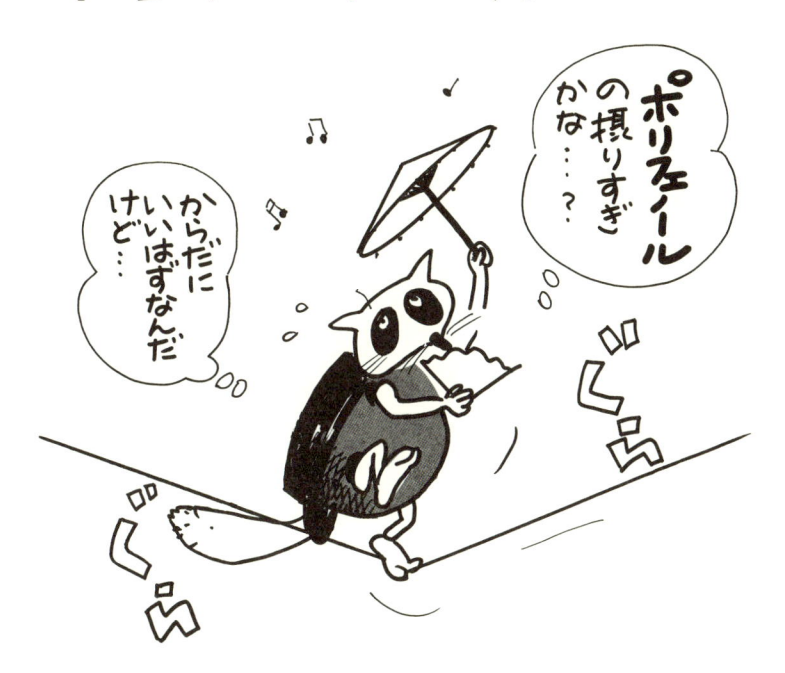

4
ポリフェノール

ポリフェノールということばをよく耳にするようになりました。これはある企業が宣伝のために使った言葉で、科学的な意味とは違った意味で使われることが多い名称です。しかし、食品成分としては重要です。前章で、ポリフェノールはその抗酸化効果で様々な病気を予防すると書きました。次章ではもう一つの効果についてまとめます。ここでは、ポリフェノールとはどのような物質で、どのような食品に含まれているのかをまとめます。

ポリフェノールとは

　ポリフェノールは植物が、紫外線などによって自身が損傷するのを防ぐために光エネルギー吸収剤として、また、菌に感染したり、昆虫に食べられることから身を護るために、抗菌剤や除虫剤としてつくっている物質です。ですからすべての植物性食品に含まれています。そしてその種類も多様で、私たちの日常食品には270万種類のポリフェノールが含まれるといわれています。

　図9にその種類を整理ました。ポリフェノールはまず大きくフェニルプロパノイド類、フラボノイド類、アントラキノン類の三つに分類されます。フラボノイドはさらに八つに分類されます。赤ワインのレスベラトロールやウコンのクルクミンはフェニルプロパノイドです。フラボン類とフラボノール類は葉菜や緑茶に豊富です。フラバノン類はレモン、ミカン、グレープフルーツなど柑橘類全般に含まれています。カテキン類もフラバノンの仲間で、茶とカカオに豊富です。ア

図9. 日常食品に含まれるポリフェノールの分類

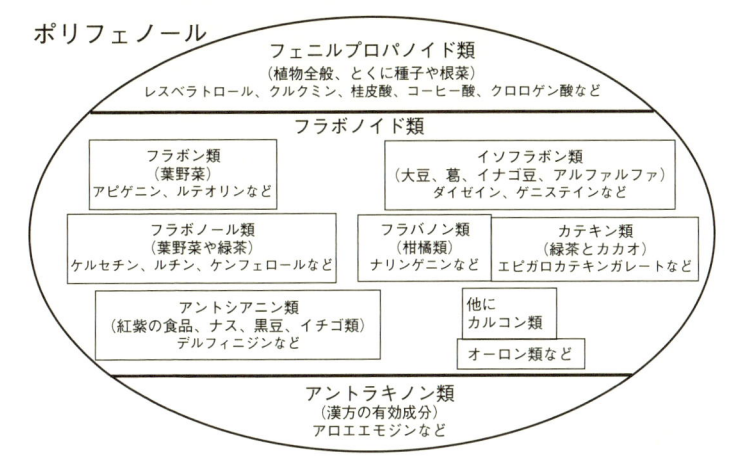

ポリフェノール

- フェニルプロパノイド類
  (植物全般、とくに種子や根菜)
  レスベラトロール、クルクミン、桂皮酸、コーヒー酸、クロロゲン酸など
- フラボノイド類
  - フラボン類
    (葉野菜)
    アピゲニン、ルテオリンなど
  - イソフラボン類
    (大豆、葛、イナゴ豆、アルファルファ)
    ダイゼイン、ゲニステインなど
  - フラボノール類
    (葉野菜や緑茶)
    ケルセチン、ルチン、ケンフェロールなど
  - フラバノン類
    (柑橘類)
    ナリンゲニンなど
  - カテキン類
    (緑茶とカカオ)
    エピガロカテキンガレートなど
  - アントシアニン類
    (紅紫の食品、ナス、黒豆、イチゴ類)
    デルフィニジンなど
  - 他にカルコン類
  - オーロン類など
- アントラキノン類
  (漢方の有効成分)
  アロエエモジンなど

ポリフェノールは270万種類あるが、フェニルプロパノイド類、アントラキノン類、フラボノイド類に大別できる。フラボノイドはさらに6種類に分類される。それぞれを豊富に含んでいる植物を（　）内に、よく知られている化合物名を分類名の下にあげた。

ントシアニン類は赤あるいは黒紫色をした食品に含まれています。そしてアントラキノン類は漢方の有効成分です。これらのポリフェノールはそれぞれ化学構造が異なり、効能も異なります。

ポリフェノールを含む食品

　次頁の図10は、植物性食品のポリフェノール含有量を測定して、豊富に含むものを上にしてまとめたものです。食品に含まれるポリフェノールは通常は糖を付けています。糖を付けると大きさが大きくなり重さも増えます。しかし糖の部分に抗酸化効果などの作用はありません。

図10. 食品のポリフェノール含有量

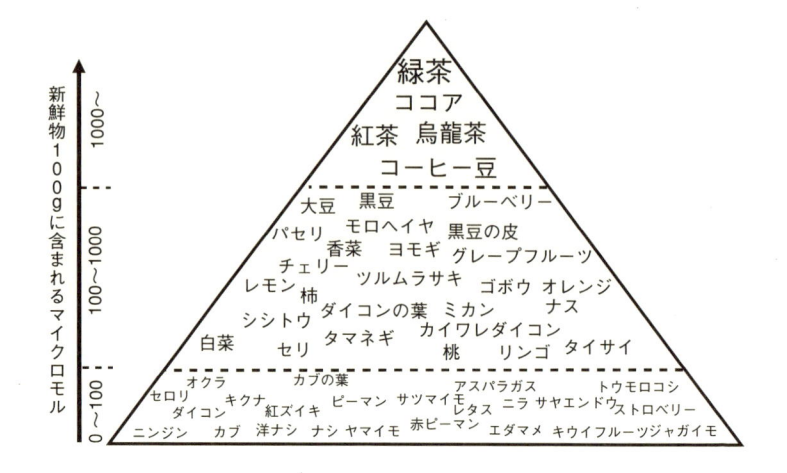

```
                    緑茶
                   ココア
                 紅茶  烏龍茶
                  コーヒー豆
              大豆  黒豆    ブルーベリー
           パセリ  モロヘイヤ  黒豆の皮
            香菜    ヨモギ  グレープフルーツ
           チェリー
         レモン  柿   ツルムラサキ  ゴボウ オレンジ
           シシトウ ダイコンの葉 ミカン    ナス
        白菜   セリ タマネギ カイワレダイコン
                          桃   リンゴ  タイサイ
        オクラ    カブの葉    アスパラガス   トウモロコシ
    セロリ ダイコン キクナ 紅ズイキ ピーマン サツマイモ レタス ニラ サヤエンドウ ストロベリー
    ニンジン  カブ 洋ナシ ナシ ヤマイモ 赤ピーマン エダマメ キウイフルーツ ジャガイモ
```

縦軸: 新鮮物100gに含まれるマイクロモル 〜1000、1000〜1000、100〜1000、100〜0

ポリフェノールの含有量を重さで表すと、糖がたくさん付いているものは大きな数値になりますからたくさん含まれているような誤解を招きます。そこで図10では、生鮮食品100グラムに含まれるポリフェノールをその数で示しました。科学的には「モル」という単位です。つまり100グラム中に1000個含んでいる、10個含んでいるとイメージしてください（科学的には1モルは6.022×10^{23}個です）。

上段の緑茶やコーヒーなどの飲料はポリフェノールを100グラム当たり1000マイクロモル以上豊富に含みます。お茶をよく飲む人たちに生活習慣病が少ないという研究結果が知られていますが、茶のポリフェノールが有効だということです。植物は光に応答してポリフェノールをつくりますので、光が当たらない根菜は100マイクロモルと少なく、下段に並

びます。葉菜類は真ん中です。

　しかし、よく考えてみると、お茶をいかに多く飲むといっても茶葉の量にすれば10グラム余りです。ところがジャガイモやニンジンなどは1食で100から500グラム食べます。葉菜類も1回に100グラムは食べることができます。つまり、食べる量から見ると、食品のポリフェノール含量はみな同じです。

ポリフェノール逸話

ブルーベリーのアントシアニン

　第二次大戦の時のイギリスのパイロットの話です。彼はドイツに夜間爆撃に出る日の朝にブルーベリージャムを食べました。すると、灯火管制しているはるか遠くの町のロウソクの灯りが見えました。そして爆撃に成功しました。この逸話からブルーベリーがもてはやされるようになりました。

　眼はロドプシンというタンパク質で光を感知すると、ビタミンAの化学構造を変化させることでシグナルに変え、脳に伝えて見た物の画像を脳に描きます。ロドプシンとビタミンAは何度も光のエネルギーを受けますので、弱って酸化します。この酸化をアントシアニンは抗酸化能で防ぎます。

　ところで、アントシアニンという物質は、いかに多量に食べてもほとんど体内には吸収されません。体内から検出されるのは50ナノモルという濃度です。血液中のブドウ糖の濃度（血糖値）は5ミリモルほどですが、これと比較すると、ナノとミリの違いですから、アントシアニンは10万分の1で

す。からだはアントシアニンを必要としていないので、ほとんど吸収しません。ごくわずかに吸収したアントシアニンも、それを貯めておく場所がありませんので、一時的に眼の網膜あるいは皮膚に留めます。そして1日ほど後には、皮膚と尿から排泄されます。ですから毎日食べると目の感度が良くなると言われています。

赤ワインのレスベラトロール

フレンチパラドックスというトピックスがありました。フランス人は多量にワインを飲みます。ワインはアルコール飲料です。アルコールを多く飲むと活性酸素が多く発生するので、心疾患で死亡する率が高くなるという明確なデータがあります。そして、同じようにワインを多く飲むドイツ人は、冠状動脈心疾患（心臓に血液を送り込む動脈の疾患）による死亡率は高いのです。ところがフランス人の冠状動脈疾患による死亡率はドイツ人の4分の1でした。これは大きな矛盾だ、というのがフレンチパラドックスです。

この矛盾はすぐに解かれました。フラボノイドを1日19mg以上摂る人は、それ以下の人に比べて冠状動脈疾患が4分の1でした。血流の病気の循環器疾患（動脈硬化症や高血圧症など）は、もともとの原因は血栓症といって、酸化したコレステロールを食べて死んだ白血球が血管に溜まって栓をすることによります。1日19mg以上のフラボノイドはコレステロールの酸化を抑えてくれるのです。

フランス人は赤ワインを好みます。赤ワインにはフラボノ

イドやレスベラトロールが1リットル当たり11.6mg入っていました。一方、ライン川流域が主産地のドイツの白ワインは1mg以下でした。フラボノイドは主に果皮に含まれ、多いほど褐色から赤紫色の皮になります。そして赤ワインは果皮も含めて発酵させるからです。これらの研究はフランス政府の政策でもありました。カリフォルニア、ペルー、チリ、オーストラリアなどの安いワインが出回って、歴史あるフランスワインが押され気味であったその巻き返しのためです。そして宣伝効果は十分にありました。

　ところで、赤ぶどうのレスベラトロールは北海道大学の先生が発見しました。レスベラトロールが心疾患を予防・改善することは科学的に明らかにされています。しかし、あえてサプリメントで摂るよりも、ぶどうジュースの方が好ましいと思います。赤ぶどうジュースはレスベラトロール以外にも、同じ効果をもつフラボノイドを1リットル当たり10.6mg含んでいます。

大豆のイソフラボン

　日本、韓国、台湾、中国の人の大豆製品の摂取量は世界平均の約10倍です。そして、性ホルモンが関係する子宮がん、乳がん、前立腺がんなどによる死亡率と骨粗鬆症の発症率が世界平均の7分の1でした。これがトピックスになり、精力的に研究されました。その結果、イソフラボンの代謝物が性ホルモン受容体に作用して細胞の成長を調節することが分かりました。

女性も男性も50歳前後から性ホルモンの分泌が不規則になります。これが体の細胞の成長を不規則にします。更年期障害です。とくに影響を受けるのが性にかかわる細胞と骨細胞で、性組織のがんや骨粗鬆症の原因になります。イソフラボンは、作用は弱いのですが、性ホルモンの代わりをします。そしてがんや骨粗鬆症を予防し、更年期障害も軽減します。また、同じ作用で環境ホルモンの毒性も抑えます。これらの科学情報が世界的イソフラボンブームを引き起こしました。

　ところが、イソフラボンを含む植物は少なく、大豆と葛、そしてヨーロッパで食べられているイナゴ豆くらいです。最近はイソフラボンを含むアルファルファという牧草まで市場に引っぱり出されています。

　サプリメントから摂る場合は量が問題になります。アメリカにはもともと大豆はなく、ペリーが黒船で持ち帰ってから栽培されるようになりました。しかし、主に飼料用と日本への輸出用でした。ところがイソフラボンブームで、大豆を自国で消費するようになり、赤ちゃんにまで豆乳を盛んに飲ませる母親が現れました。そして、一部の赤ちゃんに過剰障害が現れました。日本の厚生労働省がイソフラボンの摂取上限を70mgとしたのはこの事故が一つの理由です。

　イソフラボンなどのポリフェノールは役に立つはたらきをしますが非栄養素です。非栄養素は健康なときには不要ですから、からだはポリフェノールを処理して捨てます。この処理能力を調べた試験があります。大人1,000人に1日に300mgのイソフラボンをサプリメントで摂ってもらいまし

た。すると2人が軽い異常を訴えました。1日に200mgならば全く問題がありませんでした。大人でもこの数値です。まして赤ちゃんには十分な処理能力はありません。いかに良い成分でも摂りすぎれば毒で、「過ぎたるは及ばざるがごとし」です。

　もう一つ情報があります。先に「イソフラボンの代謝物が受容体に作用する」と書きました。イソフラボンそのものが作用するのではなく、食べたイソフラボンが腸の中で細菌によって代謝されてエクオールという物質になり、これが効能を発揮するのです。そして、大豆製品を多く摂っていた世代の人はイソフラボンをエクオールに代謝する腸内細菌を持っているのですが、若い世代の人はあまり持っていないそうです。しかしこのことは裏を返せば、大豆製品を頻繁に食べるようにすればイソフラボンをエクオールに変える腸内細菌が増えることを意味しています。熟年を健康に迎えるために、大豆を多く摂るように心がけましょう。

イチョウ葉エキス

　シーボルトが日本からオランダの自宅に持ち帰って庭に植えていた植物の一つにイチョウがありました。彼の死後、おもしろい木だということでヨーロッパに街路樹として広まりました。ヨーロッパの人たちは漢方でイチョウ葉を用いることがあることを知っていたようで、煎じて胃潰瘍に試してみました。すると大変よく効きました。以来、民間薬として広まり、第二次戦後には臨床のお医者さんも使うようになりま

した。現在は、イチョウ葉エキスはヨーロッパでは医薬として扱われています。さらにこの話がアメリカにも伝わりました。米国はアルツハイマー病が多いので、その治療に用いられました。そして30％あまりの人が回復したと報告されています。

　イチョウ葉の有効成分はケルセチンやケンフェロールなどのフラボノール類ですが、含まれている量が他の植物の100倍以上です。これはあまりにも多い含有量で、漢方でもよほどの場合しか用いません。治療薬であって、素人が安易に用いると危険な医薬です。ヨーロッパやアメリカは臨床医薬として医師が処方します。日本では素人が使えるサプリメントです。過剰症に十分注意すべきです。

緑茶のカテキン

　カテキンという言葉をよく聞きます。カテキンは緑茶に含まれるポリフェノールで、糖尿病の予防と軽減、肥満防止、がん予防、メタボリックシンドローム予防作用をもつことがヒトで証明されています。何々茶などと「茶」の名を付けた飲料が多くありますが、カテキンを豊富に含むのは栄西という僧が1191年に臨済禅とともに宋から持ち帰ったカメリアシネンセシスという木の葉からつくられる緑茶だけです。

　緑茶はエピガロカテキンガレートを筆頭に8種類のカテキンと、ケルセチンやケンフェロールというフラボノイドを自然界でもっとも豊富に含む食品です。ポリフェノール総量で比較すると、他の食品の100〜10,000倍で、食品中でトッ

プです。さらに、ビタミンCも豊富です。緑茶の病気予防効果は、8種類のカテキンとケルセチン、そしてビタミンCの組み合わせによるものと考えられています。

　緑茶はポリフェノール含量が高いのですが、摂り過ぎで障害がおこったという記録は長い歴史の中にありません。それは、カテキンを錠剤として用いたのではなく、少量の葉をお茶として淹れて飲んだからだと思われます。

　茶の木は中国から日本に来ましたが、日本の土壌に馴染み、成分も味も日本独自の緑茶になりました。中国には緑茶以外に白茶、黄茶、青茶（ウーロン茶）、紅茶、黒茶（プアール茶など）など十数種類あります。これらは短期間（黒茶などは数年）発酵させたものですが、カテキンは発酵で重合してテアフラビンという成分に変ります。また、ビタミンCも無くなります。テアフラビンは鮮やかな色を呈し、香りも好ましく、味もマイルドにしますが、残念ながら効能は下がります。効能で比較すると、緑茶、ウーロン茶、紅茶、黒茶の順になります。

ブラジル産プロポリス

　プロポリスはミツバチが自分たちの巣を補強するために木の芽などから集めてきた樹脂の塊です。ミツバチは色々な木や草花から樹脂を集めますので、プロポリスには多種類のポリフェノールが豊富に含まれています。しかもミツバチはプロポリスをつくるときに自身の分泌液を混ぜます。その分泌液には消化酵素が含まれていて、それがポリフェノールをヒ

トの体内でも効能を示す活性型に加水分解します。

　ヨーロッパでは古代からプロポリスは民間薬として重宝されていました。近年はブラジル産のプロポリスが注目されています。ブラジルにはバッカリス・ドラクンクリフォリアという木があり、ミツバチはこの木からプロポリスを集めます。この木にはアルテピリンCという物質が豊富に含まれています。アルテピリンCは消化管内で壊れることなく有効な形で体内に吸収されて効果を示します。口内炎や風邪をひいたときに利用している人が多いようです。

健康表示

　健康食品やサプリメントのラベルには、はっきりと「何々に効く」と書いてくれればいいのに、なぜ表示してくれないのだろうと考える方が多いと思います。効く、というのは人に効果があるという意味です。もし人に効けばそれは薬です。健康食品・サプリメントは食品で薬ではありません。食品に効能を書くことは薬事法違反です。

　また、健康食品・サプリメントは食品であることが利点です。仮に、食べたことで病気の症状が改善された場合は、その成分がからだに作用したということです。からだに作用するというのは、病気のときはありがたいですが、健康な時にはからだに大きな負担です。

　食べた食品によってからだの機能が簡単に変われば、からだの恒常性が崩れてしまい、逆に異常がおこります。食品は、効いたか効いていないのか食べた数日後では自覚がなく、長

い目で見て生活習慣病などを予防できているのが理想です。健康寿命を長く維持できる人生ほどすばらしいことはありません。そのために、食文化の知恵を学んで、日常食品の中からその時々の健康に必要な食品を見つけ出す目を養うことです。

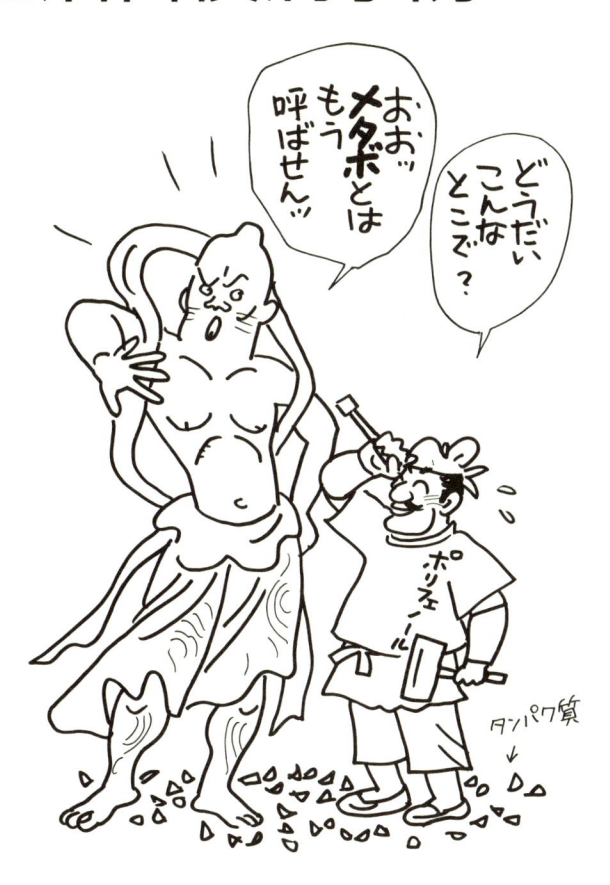

5
生活習慣病予防

野菜、果物、茶にはポリフェノールが豊富に含まれていますが、ポリフェノールはいかにたくさん食べてもからだはほとんどを糞便に排泄してしまい、体内にはほとんど吸収されません。しかし、体内に吸収されたごくわずかのポリフェノールが、からだに負担をかけないように少しずつ、効果を示します。その効果は大きく分けて二つあります。多くのポリフェノールがその二つを併せ持っていますが、一つは3章で書いた抗酸化効果です。もう一つがここでまとめるタンパク質機能調節作用です。

　タンパク質機能調節作用はポリフェノールが体内の酵素、受容体、輸送担体などに作用して、ダイナミックにからだのはたらきを調節する作用です。これが最近話題になっているメタボリックシンドローム予防などの生活習慣病予防効果です。

タンパク質機能調節作用

　私たちのからだの60％は水です。そして酵素や受容体などからだのはたらきを調節するタンパク質は水に接する部分と、水を寄せ付けない部分（疎水ポケットといいます）を持っています。代謝反応の多くは水に接する部分で、水に溶けている物質を用いて行われます。このとき、タンパク質の疎水ポケットに水に溶けにくい物質が入り込むと、タンパク質の形が変化し、タンパク質の機能が弱まったり、逆に高められたりします。これがポリフェノールのタンパク質機能調節作用です。

　ポリフェノールはほとんど水に溶けませんので、体内に吸

図11. 野菜、果物、茶に含まれるポリフェノール・フラボノイドと生活習慣病予防効果

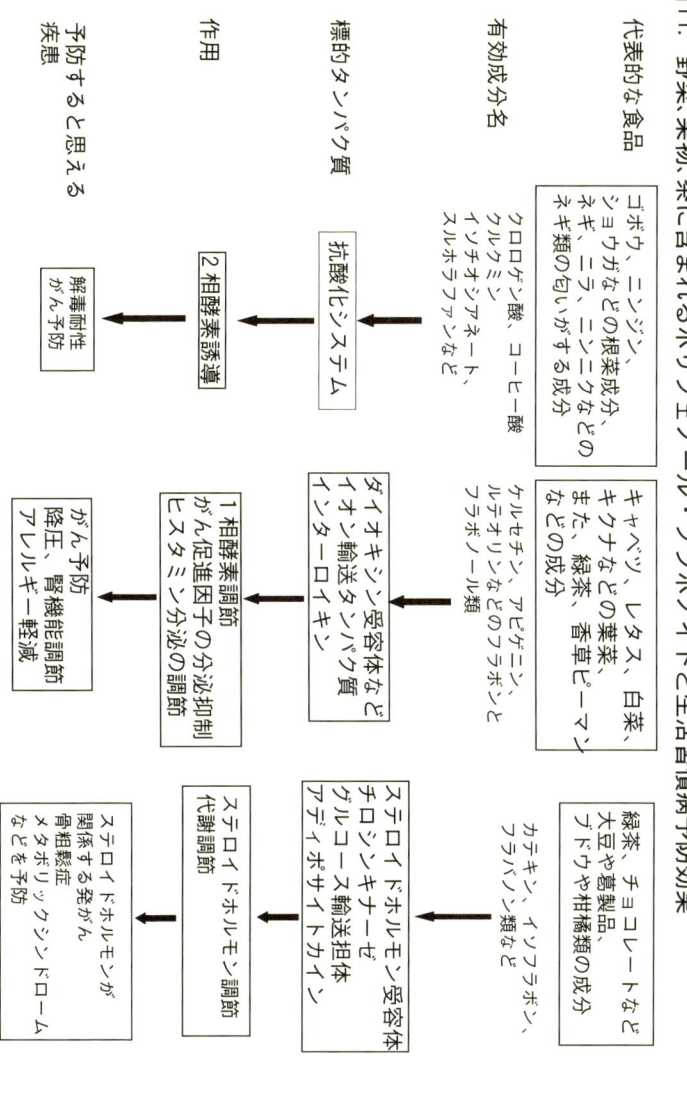

代表的な食品	ゴボウ、ニンジン、ショウガなどの根菜成分、ネギ、ニラ、ニンニクなどのネギ類の匂いがする成分	キャベツ、レタス、白菜、キクナなどの葉菜、また、緑茶、青草ピーマンなどの成分	緑茶、チョコレートなど大豆や豆製品、ブドウや柑橘類の成分
有効成分名	クロロゲン酸、コーヒー酸クルクミン、インチオシアネート、スルホラファンなど	ケルセチン、アピゲニン、ルテオリンなどのフラボノイド	カテキン、イソフラボン、フラバノン類など
標的タンパク質	抗酸化システム	1相酵素調節がん促進因子の分泌抑制イオン輸送タンパク質ヒスタミン分泌の調節インターロイキン	ステロイドホルモン受容体チロシンキナーゼグルコース輸送担体アディポサイトカイン
作用	2相酵素誘導		ステロイドホルモン調節代謝調節
予防すると思える疾患	解毒耐性がん予防	がん予防降圧、胃機能調節アレルギー軽減	ステロイド関係する発がん骨粗鬆症メタボリックシンドロームなどを予防

収されると水が無い場所に入り込みます。そのためには、タンパク質の疎水ポケットの形に近い形でなければなりません。ぴったり一致する形ならば抜け出せなくなりますので、タンパク質を壊してしまうことになり、毒になります。タンパク質の機能を調節するには、ポケットにぴったりでなく、形が似ていることが重要です。

食品に含まれているポリフェノールは270万種類あると書きました。これらはそれぞれの化学構造が異なりますので、作用する相手のタンパク質も多様です。しかしポリフェノールの化学構造はおおよそ3群に分けることができ、相手のタンパク質も3群に分類できます。その結果、予防する病気も分類できます。それを**図11**にまとめました。

根菜類に含まれるポリフェノールやニンニク・ネギ類に含まれる涙が出る成分は、からだの抗酸化システムを調節するタンパク質を刺激して抗酸化酵素の遺伝子発現を高めます。また、発がん物質などの異物を解毒して尿に排泄する酵素の発現も促進します。結果として一部のがんを予防します。

葉菜や緑茶に含まれるフラボン類とフラボノール類は、ダイオキシン毒性を活性化する受容体や血圧に関わるタンパク質に作用します。結果としてダイオキシン毒性の軽減、高血圧の予防、腎機能改善、難聴予防などの効果を示します。

また、ヒスタミンの分泌を調節してアレルギーを軽減するフラボン類とフラボノール類もあります。大豆のイソフラボンの作用は前章で詳しく書きました。その他に、イソフラボンは脂肪蓄積にかかわるアディポサイトカインというタンパク

質の機能も調節してメタボリックシンドロームを抑えます。

　緑茶に含まれるカテキンにも類似の効果があります。脂肪細胞への脂質の蓄積を抑え、血糖値を調節し、肥満を抑えてメタボリックシンドロームと糖尿病を予防します。

どれだけ食べればよいか

　ポリフェノールを人に食べてもらって、血中濃度と尿への排泄を測定したデータがたくさんあります。それによると、ポリフェノールを野菜から摂っても、サプリメントで多量に摂っても、いずれの場合もほとんど体内に吸収されず濃度は最大時でも1.5マイクロモルという低い量でした。しかも、体内に取り込まれた微量のポリフェノールのすべてが25時間で尿に排泄されていました。アミノ酸などの栄養素が排泄されるのにかかる時間は約100日以上ですから、ポリフェノールの排泄は驚くほど速いのです。

　簡単に排泄されるなら効果を示す時間がないのではないかという心配があります。しかし、むしろ簡単に排泄されることが重要なのです。ポリフェノールを速やかに排泄できるということはその代謝系が人のからだの中で確立しているということです。そして、からだに蓄積しないので副作用を示さない安全な物質だということを意味しています。薬は体内にとどまって作用しますから副作用を示すことがあります。副作用がない安全なポリフェノールで生活習慣病を予防するのは理想です。しかし、速やかに排泄されてしまうという欠点を補わなければなりません。排泄されるたびに新たに補給す

ることです。毎日野菜・果物を適量摂り、お茶で一服というのが、科学の理にかなった健康増進法です。

サプリメントより日常の食事で

　野菜を多く食べるのは面倒だからサプリメントでという考えが浮かんできます。もう一度、**図11**を見て下さい。ポリフェノールは多様で、予防する病気も多様です。病気予防には多種類のポリフェノールを含むサプリメントでなければなりません。そのようなサプリメントはありませんから、何十種類ものサプリメントを毎日服用することになります。ところが、例えば、朝に果物、昼に葉菜、夕食にはネギと根菜の味噌汁、お茶で一服とすれば容易です。

　また、野菜や果物は食物繊維を多く含んでいますので、ポリフェノールの体内吸収を抑えて摂り過ぎを防いでくれます。

　ところで、調理でポリフェノールが壊れるか否か、という疑問があります。そこで、野菜類をいろいろな方法で調理してポリフェノールを測定しました。ポリフェノール類は加熱では壊れません。しかし、野菜の中に含まれているポリフェノールは水に溶ける形ですので、水を使った調理をすると一部が水に出てしまいます。例えば、おしたしにすると、50％は水側に、50％が野菜に残ります。スープならば液側に出たものも一緒に食べることができます。油で炒めると85％が野菜に残っています。てんぷらでは95％のポリフェノールが野菜に残っています。やはりポリフェノールは日常の食事で十分に満たせますね。

6

食物繊維の
8つの効能

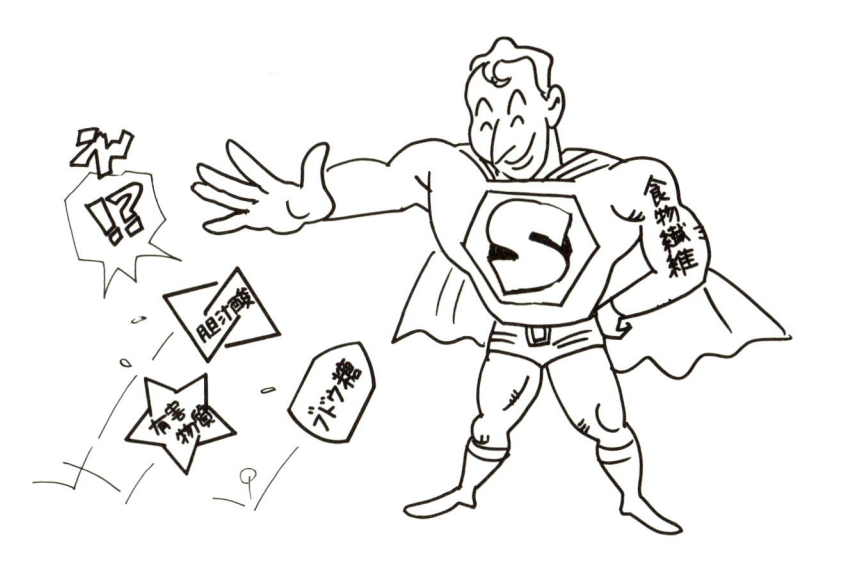

食物繊維は、ダイエッタリーファイバーあるいはファイバーなどともよばれます。食品に含まれる炭水化物のうち、消化できないので体内に吸収されない成分です。消化吸収されて体内でエネルギーになるものは糖質と分類しています。

　食物繊維には、体内に吸収されないにもかかわらず、好ましい効能が8つあります。その効能が人で最初に証明され、長く利用されている機能性食品です。「うそ・ほんと」で判定すれば二重丸の「ほんと」で、必須の食品成分です。サプリメントの食物繊維は、この二重丸の「ほんと」を満たしてくれるでしょうか、それを整理してみます。

噛んで脳のはたらきが活発に

　食物繊維は容易に噛み砕けないので飲み込むことができません。キャベツや海藻のように、食物繊維の多い食品を食べると必然的に噛む回数が多くなります。

　図12を見てください。噛むための上あごと下あごは、蝶番（ちょうつがい）のように組み合わされており、その接点は神経が集中している脳の延髄の近くにあります。噛めば噛むほど蝶番を動かして延髄を刺激します。延髄は呼吸、消化、血液循環、眼のはたらき、ホルモン分泌など、からだの多くの機能を調節しています。延髄を刺激すれば脳のはたらきが活発になり、体調も健全に保てます。昔から、よく喋る人は頭が良いと言いますが、口を頻繁に動かすと脳のはたらきがよくなるということを指摘しています。しかし、ドリンクの食物繊維やサプリメントの食物繊維では、この噛むという動作をしません。

図12. 噛む動作と延髄の関係

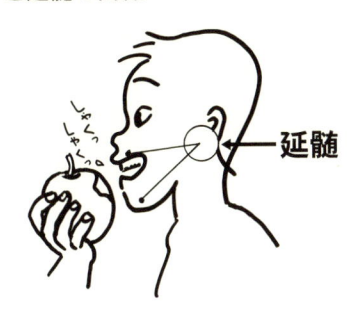

膨れ上がって過食防止

　干し昆布を食べたことがある方は、すぐにお分かりだと思います。食べたことがない方は、一度干し昆布を5センチ角ほどに切って食べてみてください。食物繊維が多い食品を食べると噛み疲れます。その結果、多くを食べれません。これが過食防止になります。

　また、食物繊維は唾液と混ざると体積が十数倍になります。さらに胃に到達して胃液と混ざるともともとの大きさの数十倍になります。これは小さじ一杯の食物繊維を食べると胃の中ではコップ1杯分に膨れ上がるという意味です。その結果、胃は飽満を感じてそれ以上食べなくなります。過食防止です。これが、肥満防止、メタボリックシンドロームの予防につながります。

　しかし、この効果は、サプリメントでは期待できません。

　食物繊維には水に溶けるものと溶けないものがあります。水に溶ける食物繊維は、唾液や胃液の水分を吸収して膨れ上

がります。一方、水に溶けない食物繊維は唾液や胃液のムチン質と混ざり合います。この2種類が共存していることが重要なのです。水に溶ける食物繊維に、ムチン質と混ざった水に溶けない食物繊維が絡み合うと、ボリュームが膨大になり、すばらしい効果を発揮してくれます。ドリンク状の食物繊維は水に溶けるものだけですし、すでに水を含んで膨れていますので、消化管の中を素通りするだけです。

じゃますることに意味がある糖尿病予防

　図13を見てください。小腸内の食物繊維を示しています。食物繊維は小腸内で消化液と混ざってさらに膨れ上がります。小腸は栄養素を吸収する場所です。図13の左の図は食物繊維を適量食べた場合ですが、小腸の中で膨れ上がった食物繊維は栄養素のブドウ糖を絡め込んでいます。ブドウ糖を絡めこんでその体内吸収をじゃまします。その結果、ブドウ糖の体内吸収はゆっくりになりますので、血液中のブドウ糖濃度、つまり血糖値は高くなりません。

　図13の右図は食物繊維が不足している場合です。じゃまするものがありませんから、ブドウ糖は速やか体内に吸収されます。そして血糖値は一気に上昇します。ブドウ糖はからだにとってもっとも大切なエネルギー源ですが、血液中に多すぎるとヘモグロビンのはたらきを阻害します。少なすぎるとエネルギー不足になり、脳のはたらきが弱まります。

　そこで私たちのからだの血糖値は、血液100ミリリットルあたり70mgから110mgに調節されています。血糖値が

図13. 食物繊維が適量ある場合(左)と、少ない場合(右)の栄養素とコレステロールの体内吸収の違い

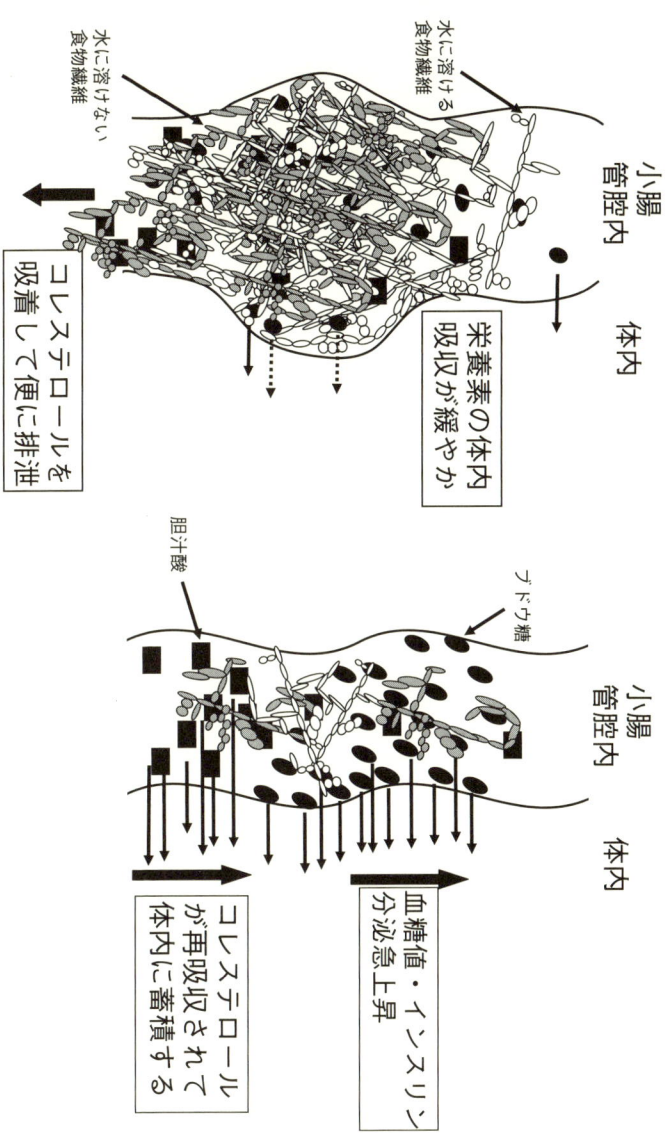

110mg以上に上がるとヘモグロビンが危険になりますからインスリンというホルモンが分泌されます。インスリンは肝臓や脂肪細胞にブドウ糖を取り込んで血糖値を下げなさいという指示をするホルモンです。インスリンの指示を受けると、からだの細胞はブドウ糖を運び込むタンパク質を細胞膜に移動させてブドウ糖を取り込みます。

　ところで、インスリンが分泌されるのは悪いことではないのです。しかし、あまり激しくそして頻繁に分泌されると、ブドウ糖を運ぶタンパク質が膜に入ったり出たりを繰り返します。その結果、膜が壊れてしまい、ブドウ糖を取り込めなくなります。これが糖尿病の原因です。糖尿病を予防するには、インスリンをあまり激しく分泌させないことです。つまり血糖値を急激に上げないことです。食物繊維が小腸内で、ブドウ糖の体内吸収をじゃましてくれれば、吸収がゆっくりになって、血糖値の上昇も緩やかになります。食物繊維の摂取量と糖尿病の発症率を比較した報告があります。食物繊維が不足している人の発症率は46％、やや不足の人は41％、適正量の食物繊維を食べている人の糖尿病発症率は13％でした。

コレステロールを排泄して動脈硬化症予防

　膨れ上がった食物繊維は胆汁酸という物質の吸収もじゃまします。胆汁酸は脂肪の消化吸収を助けるために、私たちのからだがコレステロールからつくって消化管内に分泌する物質です。コレステロールは人の体内でいくらでもつくること

ができますが、排泄経路がなく、溜まる一方の物質です。唯一の排泄経路が、胆汁酸に変えて消化管から便に捨てる経路です。ところがせっかく分泌した胆汁酸は大腸から再び体内に吸収されてしまいます。

　もう一度図13を見てください。このときもし食物繊維があれば胆汁酸の吸収をじゃまします。そして便に捨てます。食事で摂ったコレステロールもまったく同じです。その食品に食物繊維が共存すれば、コレステロールを体内吸収せずに便に排泄します。これをコレステロール代謝の正常化といいます。コレステロールの排泄を促し体内蓄積を抑えて、動脈硬化症や高血圧症を予防する効能です。

大腸がん予防

　胆汁酸は大腸内に移ると、腸内細菌が二次胆汁酸という物質に変えます。二次胆汁酸には弱いですが発がん性があります。弱いといっても食事ごとに大腸でつくられるのですから、大腸がんの原因としては深刻です。食物繊維はその膨れ上がった形の中に胆汁酸を強く包み込んで、菌が胆汁酸に近付くのをじゃまし、二次胆汁酸がつくられるのを抑えます。病気と食事との関係を統計的に調べた疫学研究によると、食物繊維の摂取量と大腸がんのリスクとは反比例しています。

食事に含まれる異物を排除

　食物繊維は二次胆汁酸だけではなく様々な有害物質も包み込みます。包み込むことでそれがからだに吸収されるのを防

ぎます。私たちの日常の食品には、栄養素として利用できない様々な成分も含まれています。これを栄養素と区別して異物と呼んでいますが、異物も同時に含んでいるのが本来の食品です。異物が含まれていることを不安に考える必要はありません。もちろん薬も異物です。異物はからだに好ましい作用もしますし、場合によっては発がんや炎症など、からだに悪いこともします。それを防いでくれるのが食物繊維です。

　食物繊維は良い異物も悪い異物も、その膨れ上がった形の中に包み込んで便に排泄します。筆者の研究室で、マウスにベンズピレンという排気ガスなどに含まれている強力な発がん物質を毎日与えて、寿命を測りました。マウスの平均寿命は900日ほどですが、この発がん物質を与え続けると600日になりました。一方、発がん物質と同時に昆布の食物繊維を与えると平均寿命は850日でした。腸内のベンズピレンを調べてみると、昆布を食べていないマウスからは多量が検出されましたが、昆布を食べていたマウスの腸内には発がん物質がありませんでした。そして昆布を食べていたマウスの糞の排便速度は、食べていないマウスに比べて5時間ほど速く、糞には多量のベンズピレンが含まれていました。発がん物質は体内吸収されることなく糞便とともに排泄されていたのです。

便秘防止

　大腸は消化物から水を回収する臓器です。食物繊維が少ない食品の場合、消化し残された部分は、大腸に移ると水をと

られて硬い小さな塊になります。

　一方、食物繊維が豊富な食品の場合は、食物繊維が水を包み込んで放しませんので、膨れ上がったまま直腸に移ります。大きな塊ですから、腸はできるだけ早くそれを排泄しようとします。便秘防止です。

腸内環境改善

　食物繊維にはもう一つ重要な役割があります。腸内環境の改善です。私たちの腸内には100兆個あまりの細菌が住んでいます。人の体を構成している細胞の数が約60兆個ですから、腸内細菌の多さには驚きます。これを気持ち悪いと嫌がってはいけません。腸内は様々な細菌が住むべき場所です。細菌たちが居座っているから、病原菌が容易に割り込めないのです。

　腸内細菌の中には善い菌と悪い菌があります。善い菌はビフィズス菌や乳酸菌などです。ビフィズス菌や乳酸菌は「ぼくたちは何もしないよ、だから腸内に住まわしてください」という菌です。私たちのからだは何もしないビフィズス菌や乳酸菌となじみ合い、なじみがない病原菌が来たときだけそれを区別して激しく対応します。これは、すべての菌に対応して常にすべてを排除しようとするとからだの負担があまりにも大きくなるから、という便宜です。過剰に対応すればアレルギーになり、消化管が炎症をおこします。人は善い腸内細菌と共生することで、からだの外の世界と喧嘩せずにうまく付き合っているのです。

一方、腸内には悪いことだけをする細菌もいます。クロストリジウムとよばれる一群の悪い菌です。この悪い菌が二次胆汁酸をつくります。また、おならの臭い匂いをつくるのもこの菌です。そして悪い菌が大腸がんの大きな原因をつくっています。

　人は成人するにしたがって外部から様々な悪い菌を取り込みますので、100兆個の腸内細菌のうちの60兆個以上が悪い菌に占有されるようになります。これをできるだけ善い菌に入れ替えれば、がんやアレルギーが防げます。どうすればいいか、実は簡単です。食物繊維は消化吸収されずに大腸に到達しますから、腸内細菌の餌になります。ビフィズス菌や乳酸菌が食物繊維を食べると、それを乳酸や酢酸のような有機酸に分解します。有機酸は酸ですから腸内環境が酸性になります。実は、悪い菌は酸性に弱いのです。そしてビフィズス菌や乳酸菌は酸性を好むのです。腸内が酸性になってビフィズス菌や乳酸菌が腸内に増えると、悪い菌は住む場所がなくなります。つまり、食物繊維を摂るほど大腸内の悪い菌が減り善い菌が増え、大腸がんなどが予防できるのです。これを腸内環境改善といいます。

自分に合うプロバイオティックスを探そう

　ビフィズス菌や乳酸菌は食べなければ増やせない、しかし口から食べても胃の中で、胃酸よってビフィズス菌や乳酸菌は殺されてしまう、という意見があります。その通りです。でも少し違います。胃酸で死にますがすべてではありません。

例えば1億個のビフィズス菌・乳酸菌を食物繊維と一緒に食べたとします。その一部は食物繊維の間に絡まっていますので、いくらかは胃酸の作用を逃れて、生きた状態で大腸に到達します。仮に1個が生きていたとします。菌は数十分で細胞分裂しますから、栄養条件がよければ数時間で1000個以上に増え、1日も経たぬうちにもとの1億個になります。これは、食中毒菌がからだに入ってきてから食中毒をおこすのに1日から2日の潜伏期間があるのと同じ原理です。

　ビフィズス菌や乳酸菌の場合は、菌が腸内で増えるための餌、食物繊維が必要です。生きたビフィズス菌や乳酸菌を発酵乳製品から摂ることをプロバイオティックス、ビフィズス菌や乳酸菌を増やすための食物繊維を摂ることをプレバイオティックスとよんでいます。いずれも毎日補給すべき二重丸の「ほんと」の成分です。

　しかし問題が一つあります。プロバイオティックスのビフィズス菌や乳酸菌は何でもいいという訳ではありません。その人に合うビフィズス菌・乳酸菌は限られており、合う菌は親子ですら違います。お母さんに合っているビフィズス菌や乳酸菌が子どもに合うとは限りません。多様なビフィズス菌や乳酸菌を含むヨーグルトやサプリメントが市販されていますので、根気よく自分に合う菌、お腹の調子を良好に保てるビフィズス菌・乳酸菌を探すことです。

食物繊維不足と病気

　本書の13頁の図1を見てください。日本では循環器疾患、

図14. 栄養摂取比の変化

タンパク質（12－15%）　　脂質（20－25%）

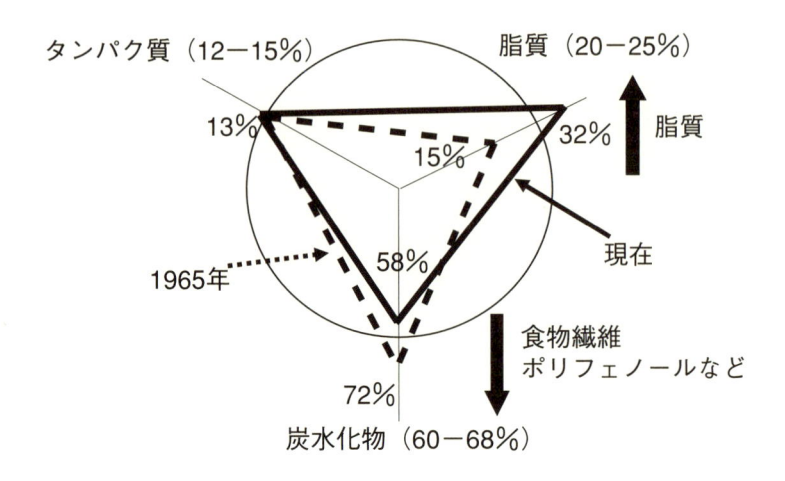

1965年　13%　　32%　↑脂質
　　　　　15%
　　　　58%　　　　現在
　　　　72%　　↓食物繊維
　　　　　　　　ポリフェノールなど
炭水化物（60－68%）

表3. 肉の成分

（可食部100gあたり）

食品名	水　分	タンパク質	脂　質	糖　質
あじ	74.4g	20.7g	3.5g	0.1g
		(87kcal)	(33kcal)	
たい	72.2g	20.6g	5.8g	0.1g
		(87kcal)	(54.6kcal)	
和牛サーロイン	43.7g	12.9g	42.5g	0.3g
（皮下脂肪なし）		(54kcal)	(400kcal)	
豚かたロース	65.1g	17.8g	16.0g	0.1g
（皮下脂肪なし）	62.9g	(75kcal)	(150.5kcal)	
鶏もも（皮つき）		17.3g	19.1g	0g
		(73kcal)	(179.7kcal)	

かっこ内は、栄養素量からカロリーを計算した数値（科学技術庁「五訂日本食品標準成分表」から）

6. 食物繊維の8つの効能

糖尿病、がんなどの生活習慣病が1965年ごろから急激に増えています。その1965年ごろに何がおこったのでしょうか。アメリカ型の食生活が急激に普及しました。

そこで、**図14**で栄養素の摂取比率を現在と比較してみました。点線が1965年の比率です。そのころの日本の一般家庭では、魚と野菜が主な副食でした。そしてその後は肉食が急激に増えました。肉はタンパク質で、タンパク質を食べるとからだが強くなるといわれていました。

ところが、**図14**の下の**表3**の食品成分表の抜粋を見てください。タンパク質量はむしろ魚の方が多いのです。そして肉は脂質を多く含みます。肉はタンパク質源ではなくむしろ脂質源です。

表4. 食品に含まれる食物繊維量

穀類・根菜・豆	食物繊維含量 SDF	IDF	野菜・果物	食物繊維含量 SDF	IDF	海藻類	食物繊維含量（SDFとIDFの総量）
玄米	0.7	2.3	トマト	0.3	0.7	角寒天	74.1
精白米	0	0.5	キャベツ	0.4	1.4	もずく	1.4
小麦粉	1.2	1.3	ホウレンソウ	0.7	2.1	おきなわもずく	2.0
そば粉	0.8	3.5	白菜	0.3	1.0	干し昆布	27.1
サツマイモ	0.5	1.8	カイワレ	0.3	1.6	干しヒジキ	43.3
ジャガイモ	0.6	0.7	干しシイタケ	3.0	38.0	干しワカメ	32.7
ニンジン	0.7	2.0	シメジ	0.7	2.6	生ワカメ	3.6
大根	0.5	0.9	みかん	0.2	0.2	あおのり	38.5
納豆	2.3	4.4	バナナ	0.1	1.0	焼き海苔	36.0

（新鮮物100gあたりの水に溶ける食物繊維のSDFと、溶けない食物繊維のIDFの量をグラムで表した）（科学技術庁「五訂日本食品標準成分表」から）

もう一度、**図14**を見てください。肉を多くとるようになったからといってタンパク質の摂取比は上がっていません。現在も1965年もほぼ同じです。しかし、脂質の摂取比は大きく上がりました。脂質はカロリー量が高い成分ですから、肉から脂質を摂ると、その分だけ他の栄養素が摂れなくなります。そして炭水化物の摂取量が減りました。

　炭水化物の給源は植物性食品ですから、野菜・豆類・芋類・果物類などの植物性食品の摂取量が減ったことを示しています。

　ところで、主に野菜・豆類・芋類・果物類にだけ含まれている成分があります。食物繊維とポリフェノールです。炭水化物の摂取量の減少は、食物繊維とポリフェノールの摂取不足でもあります。食物繊維の機能性は本章に、ポリフェノールの機能性は本書の4と5でまとめました。食物繊維とポリフェノール不足が循環器疾患、糖尿病、がんの急増を招いたと思えます。

何から摂れれば良いか

　「野菜ジュースから食物繊維は摂れますか」とよく聞かれます。もちろん野菜ジュースも果物ジュースも食物繊維を含んでいます。しかし、ジュースは水性食品ですから、水に溶けない食物繊維は豊富ではありません。家庭でジューサーでジュースをつくると底に沈殿ができます。これが水に溶けにくい食物繊維です。コンニャクイモや天草からつくるコンニャクや寒天は、液体ではなく塊です。自然界の植物は水に溶

ける食物繊維と溶けない食物繊維を混り合わせて含んでいるから固体になるのです。よく食卓に上る食物の食物繊維量を**表4**にまとめてみました。

どれだけ摂れば良いか

　食物繊維はどれだけが適量なのでしょうか。これは自分で簡単に評価できます。毎日のお通じです。毎日の排便がスムーズで量も多いことが一つです。そして腸内環境が改善されているか否かは、おならの匂いで判ります。臭いにおいをつくるのは悪い腸内菌ですから、おならが臭いときは食物繊維が不足しており、要注意です。

　もう一つ重要なことがあります。便が水に沈まないことです。便器の底に便が沈んでしまったときは食物繊維の摂取量が不足しています。最適は便が浮きも沈みもしないことです。浮いた場合は食物繊維の摂りすぎです。食物繊維を摂りすぎているということは、他の栄養素が少ないことを意味しています。タンパク質や脂質が少なすぎてはからだのはたらきを保てません。便が沈みも浮きもしないことが、食物繊維の摂取量が適切なことを意味しています。浮き沈みのない人生、平穏で、幸せではないでしょうか。

食物繊維と免疫調節

　私たちのからだは同じ菌でも、乳酸菌やビフィズス菌にはなじんでおり、排除しようとしません。なじみのないO-157のような病原菌が来ると、それを感知して排泄します。

図15. ヨーグルト、漬物、キノコ、海藻の機能性

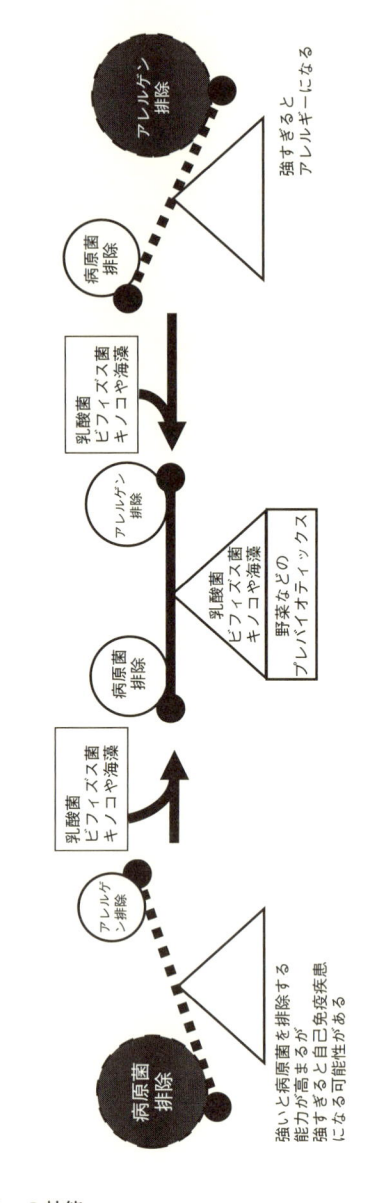

病原菌
排除

アレルゲン排除

乳酸菌
ビフィズス菌
キノコや海藻

病原菌
排除

アレルゲン排除

乳酸菌
ビフィズス菌
キノコや海藻

病原菌
排除

アレルゲン
排除

乳酸菌などの
ビフィズス菌
キノコや海藻
野菜などの
プレバイオティクス

強いと病原菌を排除する
能力が高まるが
強すぎると自己免疫疾患
になる可能性がある

強すぎると
アレルギーになる

84　6. 食物繊維の8つの効能

乳酸菌やビフィズス菌は普段から私たちのからだを何度も刺激して、自分たちを私たちのからだになじませているのです。その結果、私たちのからだはなじみがある菌に鈍感になります。これを免疫寛容といいますが、もし敏感だったら、菌だけでなく消化管のなかに入ってきた食物をも敏感に感知して排泄するようになります。つまり食物アレルギーです。善い菌は食物アレルギーを軽減して病原菌を排泄する能力を与えてくれます。

　図15を見てください。三角台の上の天秤でバランスを示しました。中央の天秤の左の玉の大きさは病原菌を排除する力の強さを、右の玉は異物を感知して排除する強さを表しています。この左と右は、それぞれ担当する免疫応答系が異なりますので、左が強くなれば右が抑えられ、右が強くなれば左が抑えられます。つまりバランスが崩れます。中央の左右のバランスがとれている状態がなじみのある菌にも食品成分にも鈍感で、それらを排除しようとしない免疫寛容の状態です。

　なじみがある菌の乳酸菌やビフィズス菌が少なくなるとこのバランスは崩れます。どちらに傾くかはその人のからだの状態によります。左に傾くとすべての菌を激しく排除するようになります。それが高じると、自分のからだの細胞も菌と判断して排除する自己免疫疾患という恐い病気になることがあります。一方、右側に傾くと、食物を異物とみなして排除するようになります。食物アレルギーです。どちらに傾いても良くなく、常にバランスをとって免疫寛容状態を保つこと

が大切です。そのためには食物繊維を適量摂って乳酸菌やビフィズス菌を養うことです。もう一つあります。乳酸菌やビフィズス菌と同じようなはたらきをする食物繊維のベータグルカンやフコイダンです。

ベータグルカン・フコイダンって何？

　ベータグルカンもフコイダンも食物繊維の一つです。食物繊維は糖がたくさん結合したものですが、ブドウ糖という糖が結合したものをグルカンといいます。そして結合の仕方にアルファとベータがあります。お米などのでんぷんはブドウ糖がアルファ結合したものです。

　一方、キノコ類に含まれる食物繊維はブドウ糖がベータ結合したものです。シイタケのレンチナンやアガリクスのアガリカスはベータグルカンです。私たちの消化管はベータグルカンを消化吸収することができません。

　また、フコイダンは海藻がフコースという糖でつくる食物繊維です。フコースは硫酸基を持っていますので水に溶けやすく、体内に吸収されることなく便に排泄されます。

　ベータグルカンもフコイダンも体内に吸収されませんが、消化管の中で私たちのからだを刺激して図15のバランスを保ってくれます。

　乳酸菌やビフィズス菌は私たちのからだを何度も刺激してなじませると前述しました。私たちのからだは乳酸菌やビフィズス菌の何を感知してなじむのでしょうか。菌の表面を覆っている多糖を感知しているのです。多糖は菌が死んでしま

っても存在しますから、この意味では、口から食べた乳酸菌やビフィズス菌が胃酸で死んでも生菌と同じはたらきをします。

　菌の多糖は消化できない炭水化物の食物繊維ですが、同じはたらきをするのが、ベータグルカンやフコイダンです。私たちのからだはベータグルカンやフコイダンを感知して、図15のバランスを保つことができます。

　では何から摂ればいいのでしょうか。オクラやモロヘイアなどの野菜類、キノコ類、コンブ、モズク、ワカメなどの海藻類に多く含まれます。これらに共通していることがあります。ネバネバしていることです。調理するとネバネバする食品を摂ればいいのです。サプリメントとして市販されているものがありますが、あえてサプリで摂る必要はないと思います。お味噌汁にワカメ、ご飯に昆布、オクラの酢の物、野菜炒めにモロヘイアなどの方が美味しくたくさん摂れてよいと思います。

7
美肌・美白商品

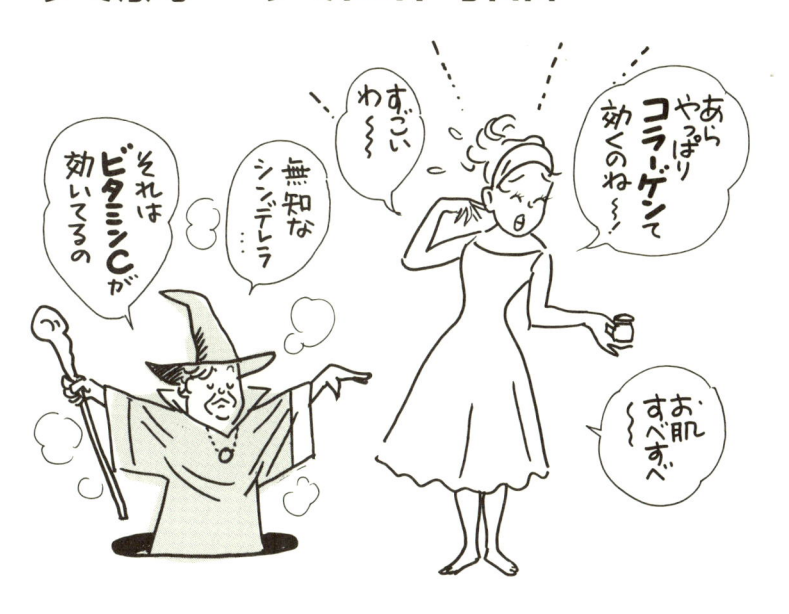

気になる課題です。美肌効果とは具体的には、「肌にハリ」があり「艶」があり、「皺をなくす」ことでしょう。「皺」をなくすのはアンチエイジング（抗老化）などの謳い文句で表現されているようです。美白効果は「色白」で「しみ・そばかすがない」ことでしょう。さてそのような効果を示すものがあるのでしょうか。

コラーゲン

コラーゲンは皮膚細胞に多く存在して体を外的衝撃から守っているタンパク質です。また、骨はコラーゲンにリン、カルシウム、マグネシウムなどが沈着したものです。さらに人の体の60兆個といわれる細胞がばらばらにならないようにつなぎ合わせているのもコラーゲンです。このように人の体のタンパク質の30％はコラーゲンで、コラーゲンを適時に作り変えれば、皮膚が赤ちゃんのように艶々し、骨密度を保つことができます。

しかし、コラーゲンの合成は体の中で行われます。食事やサプリメントで摂っても体のコラーゲンにはなりません。**図16**に体の中でコラーゲンが作られる順序をまとめました。

コラーゲンはタンパク質として変わり者です。通常のタンパク質は20種類のアミノ酸を満遍なく使って作られますが、コラーゲンが用いるアミノ酸は偏っています。Gのマークで示したグリシンというアミノ酸が全アミノ酸の33％を占め、Pのプロリンが21％、Aのアラニンが11％、残りの35％がその他の17種類のアミノ酸です。**図16の②で示したように、**

図16. コラーゲンが体の中で作られる順序

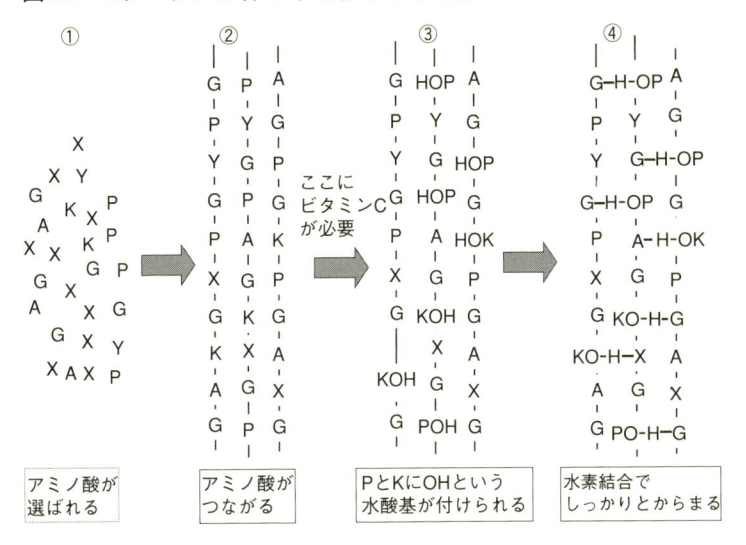

①
```
     X
   X Y
 G   X   P
 A K X X
 X K X P
 X   G
 G   X G
 A   X Y
   G Y
   X A X P
```
アミノ酸が選ばれる

②
```
| | |
G P A
| | |
P Y G
| | |
Y G X
| | |
G P A
| | |
P A G
| | |
X X X
| | |
P G A
| | |
K X G
| | |
A G P
| | |
G P G
```
アミノ酸がつながる

ここにビタミンCが必要

③
```
| | |
G HOP A
| | |
P Y G
| | |
Y G X
| | |
G HOP G
| | |
P HOP G
| | |
P HOK G
| | |
X G A
| | |
G KOH G
| | |
KOH X X
| | |
A G A
| | |
G POH G
```
PとKにOHという水酸基が付けられる

④
```
| | |
G-H-OP A
| | |
P Y G
| | |
Y G-H-OP
| | |
G-H-OP G
| | |
P A-H-OK
| | |
X G P
| | |
G KO-H-G
| | |
KO-H-X A
| | |
A G X
| | |
G PO-H-G
```
水素結合でしっかりとからまる

これらがG−P−何か−G−P−何かと、つなぎ合わされて長いひも状のタンパク質になります。何かとはG、P、A以外の17種類のアミノ酸の内の一つです。

③で、ひも状タンパク質の3本あるいは5本が集まり、そのときにPとKにOHという水酸基が付けられます。そして④で、OHを利用して隣のタンパク質の、主にGとの間に水素結合という結合が形成され、これでコラーゲンという弾力性がある強いタンパク質になります。

コラーゲンがその弾力性で肌に艶とハリを与え、その強さで外的衝撃から身を護ることができるのは、GとPを極端に多く含むことで水素結合を作って絡み合うことができるからです。そして、水素結合を作るためにはPに水酸基を付けな

91

ければなりませんが、水酸基が付けられるのはPがタンパク質の中に組み込まれた後です。はじめから水酸基が付いているPOHを使ったらもっと簡単にコラーゲンができるのではないかと考える方がいるかもしれませんが、それはできません。つまりサプリメントとして摂ったコラーゲンに含まれているPOHは利用できません。

図17はサプリメントのコラーゲンを摂った場合です。大きな分子のコラーゲンはそのままでは体内吸収されません。仮にコラーゲンとして吸収されると、他の生物が使っていた機能物質が体の中に進入したことになるので、体はそれを排泄するためにアレルギー反応をおこします。

図17. コラーゲンを食べた場合

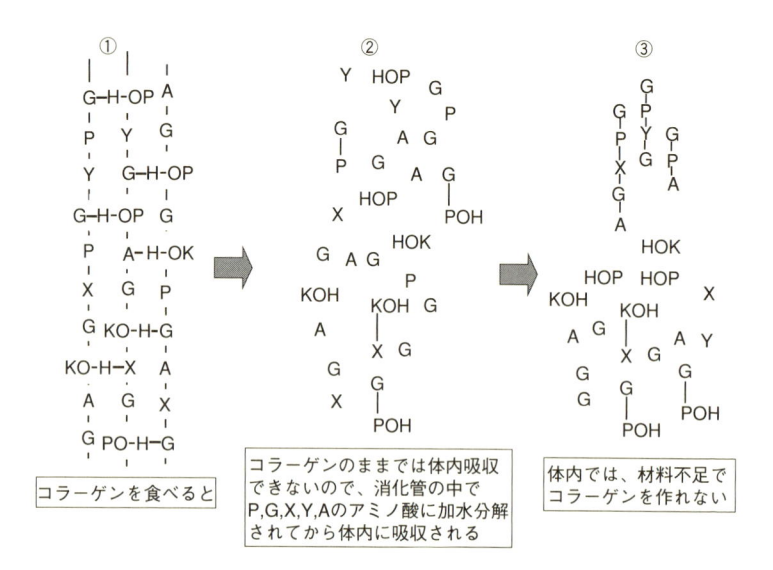

①　コラーゲンを食べると

②　コラーゲンのままでは体内吸収できないので、消化管の中でP,G,X,Y,Aのアミノ酸に加水分解されてから体内に吸収される

③　体内では、材料不足でコラーゲンを作れない

7. 美肌・美白商品

したがって、健常者ではコラーゲンはそのままでは吸収されず、消化管の中で加水分解してコラーゲンとしての機能がないばらばらのG、POH、Aなどのアミノ酸や、G－P、G－POHなどのペプチドにしてから体内に吸収します。体内でそれらを用いてコラーゲンを作ろうとしても、OHが付いているPOHなどは組み込めませんので、Pの数が不足します。そしてGが多く残ります。コラーゲンをサプリメントとして摂っても、コラーゲンが作れないばかりか、Gだけが体に多く残り、アミノ酸のバランスが崩れて、好ましくない栄養状態になります。つまりサプリメントとしてのコラーゲンは「うそ」です。

　しかし、コラーゲンを摂っている人の中には、肌が艶々になったとか骨密度が上がったと主張する人があります。これはコラーゲンが消化管の中で体の組織に信号を出し、体のコラーゲン合成を刺激するという作用によるのかもしれません。

　ところで、サプリメントの成分表示を見てみてください。「効果があるナー」と実感したサプリメントには必ずビタミンCが入っていたはずです。詳しくは後で述べますが、もう一度、図16を見てください。ビタミンCは体内でのコラーゲン合成に必須の成分です。サプリメントのコラーゲンが効いたと感じるのは、コラーゲンが効いているのではなく、ビタミンCが体内のコラーゲン合成を円滑に進めているからです。

　コラーゲンを作るのに必要なものがもう一つあります。亜

鉛です。亜鉛の研究は遅れていましたが、2000年ごろから多くの研究者が亜鉛の体の中での役割を研究するようになりました。そして皮膚だけではなく骨や眼のレンズのコラーゲン合成には亜鉛が欠かせないことが分かりました。

ビタミンC

　ビタミンCは体のコラーゲン合成を助けるという意味で「ほんと」です。コラーゲンが体の中で作られるときの重要なポイントはPやKに水酸基を付ける過程だと書きました。水酸基を付けるときには酸素を利用します。酸素を利用するとどうしても活性酸素が生じます（本書の4参照）。

　そこで酸素を利用する酵素は、PやKに水酸基を付ける酵素も含めて、活性酸素を消すためにビタミンCを必要とします。言い換えれば、ビタミンCが不足していると体は十分にコラーゲンを作り変えることができませんが、ビタミンCが充たされていれば体は盛んにコラーゲンを作り変えます。ビタミンCを補給している女性の中に、肌が艶々となりしみ・そばかすがなくなったという実感を主張する人がいます。しみ・そばかすとの関係は後述しますが、ビタミンCの効果は科学的に二重丸の「ほんと」です。ただし、ビタミンCのナトリウム塩はナトリウムが高血圧の原因になりますからダメです。何も付いていないビタミンC、つまり酸っぱいビタミンCが「ほんと」です。

　もう一度まとめますと、コラーゲンを更新して肌をきれいにするためには、未使用のプローリンあるいはリジンという

アミノ酸とビタミンCと亜鉛が必要です。使用済みのプロリンやリジンではダメです。コラーゲンという名が付いているサプリメントのプロリンとリジンは使用済みです。

コンドロイチン、ヒアルロン酸

コンドロイチン、コンドロイチン硫酸、ヒアルロン酸はいずれも糖がたくさんつながった多糖で、人の体の構成成分でもあり、動物性食物繊維です。植物性食物繊維と違うのは構成している糖です。グルコサミンやグルクロン酸というグルコース（ブドウ糖）から作られる糖が構成しています。体の中では眼の角膜やガラス体を作るだけでなく、タンパク質と協力して皮膚、軟骨、筋肉、腱に弾力性を与え、保湿などの重要な役割を果たしています。サプリメントとして摂った場合ですが、本書の7に食物繊維のことを書きましたが、食物繊維は消化されにくく、そのままでは体内に吸収されません。

生物には「他の生物が用いていた物質をそのまま利用すれば、他の生物の機能が自分の体内で発現するので、それを避けるために、生物は食べたものを必ず機能がない化学単位にまで消化してから吸収する」という公理があります。機能がない化学単位とは、多糖のデンプンをブドウ糖に、タンパク質をアミノ酸やペプチドに、脂質を脂肪酸とモノグリセリドに分解するという意味です。

例えば、魚の刺身は生きた酵素タンパク質や遺伝子を含んでいます。しかしそれを食べた人が、その体の中で魚の酵素がはたらき出したとか、遺伝子が発現して鱗やエラができた

という話は聞きません。すべてのタンパク質や遺伝子を、機能が発現しない化学単位にまで加水分解してから吸収しているからです。

さて、サプリメントのコンドロイチンやヒアルロン酸はどうでしょう。生物である限り、この公理が変ることはありません。つまり「うそ」です。しかし消化で生じた構成糖のグルコサミンが吸収されて体内で再利用されるということはあるでしょう。同様に、グルコサミンをサプリメントとして摂るのも半分ほど「ほんと」だと思います。

一方、サプリメントではなく化粧品として皮膚に塗布する場合は少し違います。体内に吸収されないという点は口から摂った場合と同じですが、皮膚に塗布したコンドロイチン、ヒアルロン酸、コラーゲンは、皮膚表面に一時的にとどまり、皮膚に潤いを与え様々な外的衝撃から身を護ってくれます。

メラニン蓄積防止

紫外線などの光のエネルギーが直接体に当たると、活性酸素を作って遺伝子を損傷します。そこで、皮膚表面のすぐ下のメラノサイトという細胞がメラニンを作って光のエネルギーを吸収することで体を護ります（**図18**参照）。

例えば、アメリカ合衆国では年間百万人の皮膚がんの患者さんが出ています。皮膚がんを研究している医者に「百万人のなかに黒人は居ますか」と聞いてみますと、「ノー」でした。「黄色人種は」と聞いてみますと、「さて居るかな」でした。メラニンが光のエネルギーを吸収すると酸化重合して黒

図18. 皮膚でメラニンがつくられているとき

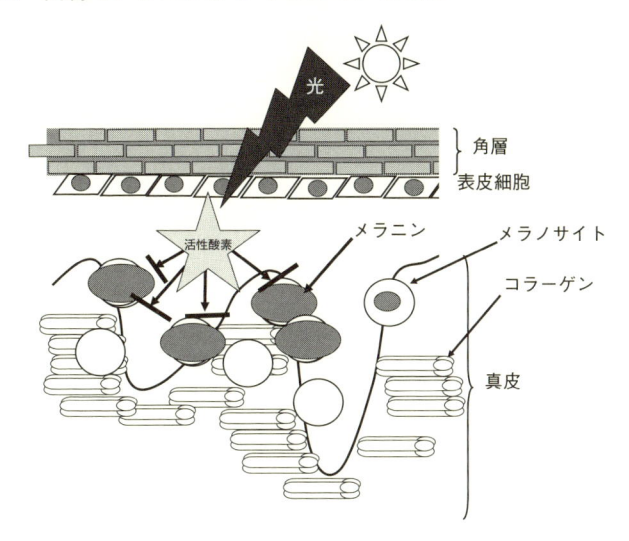

図19. メラニンがつられていない場合

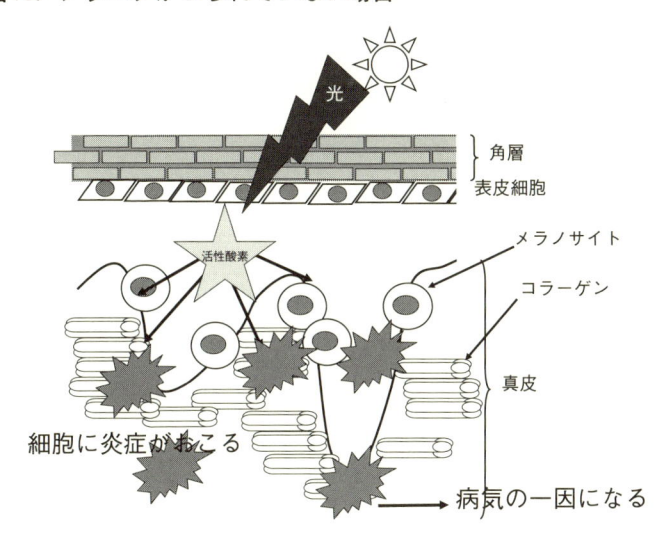

くなります。つまり肌の色の濃さは健康状態に比例しています。白色人種の場合は、幼児のころに紫外線を浴びてそのときは何も起こらなかったのに、20歳ごろになって重症の皮膚がんになることが多いそうです。

　美白効果を謳った商品の多くは、メラニンを作るチロシナーゼという酵素の活性を止める成分を含んだものです。しみ・そばかすはメラニンを多く含む細胞が集まったものですから、チロシナーゼの活性を止めればしみ・そばかすがなくなります。

　しかし、考えてください。メラニンがなければ紫外線や活性酸素を防ぐことができません（図19参照）。仮に、太陽の光には一生当たらないとしても、蛍光灯などからも光のエネルギーは出ています。さらに光とは関係なく、体内では常に非常にたくさんの活性酸素が発生しています（本書の4参照）。メラニンは活性酸素の毒性を消去してくれます。昔、「美人薄命」という言葉がありました。昔の美人の概念は色白でしみ・そばかすがないことでした。その人たちは寿命が短いという意味です。これは科学的にも当たっていると思います。

　さて、美白商品ですが、皮膚の一部に塗布する化粧品は作用する範囲が限られており、洗い落とせば除けますから効果が一時的だという意味で「ほんと」でしょう。サプリメントとしてチロシンキナーゼ阻害剤を飲むのならば、体を活性酸素から護るために必ず同時に有効な抗酸化剤を十分にとることが必須です。ビタミンCや緑茶などです。

アンチエイジング

　皮膚の細胞が元気ならば皮膚にハリがあって皺ができにくくなります。そこでアンチエイジングですが、これは科学的な意味とは異なる意味、元気を保って細胞が古くならないようにするという意味で使われているようです。

　細胞の活性を保つ成分としてCoQ10（コーキューテンあるいはコー・エンザイム・キュー・テンと読みます。10（テン）は、人のミトコンドリアにぴったり合う長さを意味する数字です）やL－カルニチンがあります。CoQ10は細胞がミトコンドリアという細胞内器官でエネルギーを造るときに必須の成分です。

　青春期までは自分の体で十分量のCoQ10を作ることができますが、30歳を超えると作れる量が少しずつ減り、50歳を超えると不足がちになります。残念なことに十分量のCoQ10を供給できる食品はありません。CoQ10を多く含む食材はめざしですが、1日の必要量のためには大きめのめざしを6本以上食べなければなりません。

　余談ですが、コレステロールを下げる薬を服用している方がいますが、この成分はほとんどの場合スタチン（何々スタチンとスタチンの前に修飾語が付いています）です。大変有効で世界でもっとも多用されている薬ですが。スタチンはいずれもコレステロールを作る酵素の阻害剤です。そしてCoQ10も同じ酵素で作られます。コレステロールを下げる薬を服用している方は、CoQ10を摂るほうがいいと思いま

す。お医者さんに相談してください。

　L－カルニチンも同様に、ミトコンドリアが脂肪酸からエネルギーを造るときに必須です。そして、これも年とともに不足しがちになります。CoQ10とカルニチンをサプリメントとして摂ることは「ほんと」です。

8

やせる

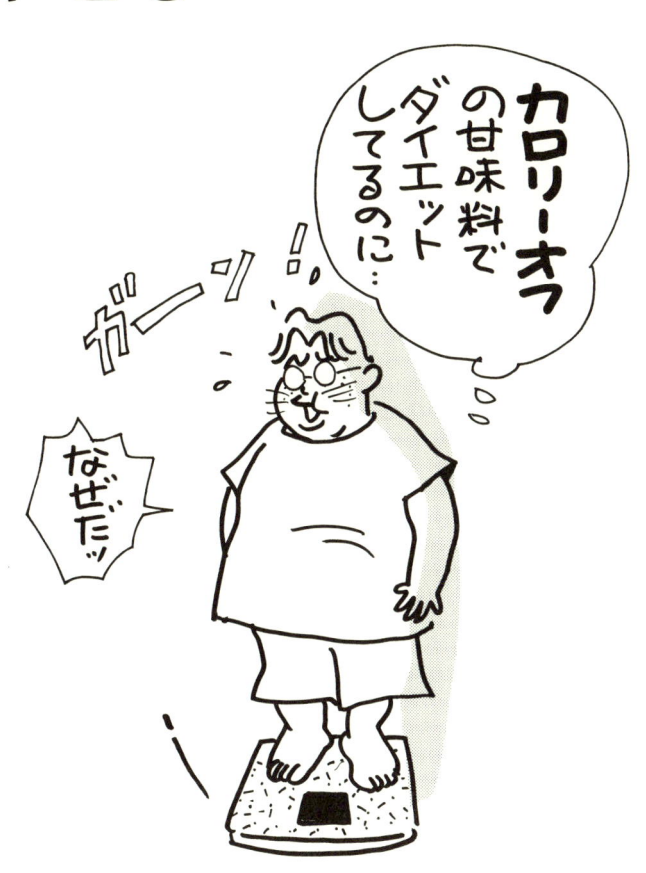

「ほっそりとしてスマート」、魅力的な言葉です。逆に「お腹が出ている」に続くのは「メタボ、かっこ悪い」です。しかし、やせるも太るも限度の問題で、やせ過ぎている人は太りすぎの人よりも病気の率が高いのです。例えば、重病の人も死に際にある方も太っていません。

　生命は食べたエネルギー源をできるだけ蓄えるように、つまり太るように代謝系がプログラムされています。その代謝を無理矢理やせる方向に傾けるのは好ましいことではありません。これは肥満を弁護しているのではありません。すでにやせているのに、あるいはちょうど適切な体型なのにそれ以上やせようとするのは好ましくないという意味です。

　また、「食べない」ことでやせようとするのは、体の機能の恒常性を混乱させるので危険です。「食べながら」やせるのが理想ですが、その方法は五つあります。（1）代謝をじゃまするものを食べる、（2）エネルギー源にならないものを食べる、（3）体に吸収されないものを食べる、（4）食べたものを体熱に換えて発散してしまう、（5）活動に見合った量を食べる、です。正しい方法は言うまでもなく（4）と（5）です。（1）、（2）、（3）は生き物の公理に反していますが、これもここで考えて見ます。

代謝系を阻害する商品

　すべての生命の進化の歴史は飢餓との戦いの歴史です。微生物も植物も動物も、いつエネルギー源の食物が手に入るか分からないので、次に食物が手に入るまで生き延びるために、

今食べたものをできるだけ長時間体内に蓄える方法を進化させてきました。人の場合は脂質です。食べたものが少しでも余ればすべて脂質として蓄え、余らなければ一部の代謝を止めてでも少しでも多く脂質を蓄えるように代謝系を進化させてきました。

脂質は長期間貯蔵することができるエネルギー源です。その結果、人類は地上に繁栄できました。ところが現在、人は生命史上初めての飽食状態に襲われています。そして進化と生命の摂理に逆らって人々は必要以上にやせようとします。様々なやせる商品が氾濫しても不思議ではありません。

もっとも容易なやせる方法は、言うまでもなく、生命の摂理に逆らうこと、つまり病気になることです。やせる商品の中にはエネルギー代謝系を阻害する成分を用いているものがあります。このような商品を用いると1ヵ月ほどでやせます。しかし、これらは深刻な副作用があるという意味で「うそ」です。

カロリーオフの甘味料

甘いものは美味しい、でも太る。甘いだけでカロリーオフならば太らないのではとの期待に応え、ステビア、アスパルテーム、アセスルファムカリウム、キシリトール、スクラロースなど様々な甘味料が使用されています。これらのカロリーオフは数字の上ではその通りです。しかし、ほんとうに太らないのでしょうか。

体のはたらきは数字だけで理解できません。運動などで疲

れると甘いものが欲しくなるのは、体がエネルギー源を求めているからです。それに応えるにはエネルギー源になる砂糖やデンプンなどの糖質を食べなければなりません。糖質は速やかに利用できるエネルギー源で、甘いだけでエネルギー源にならない甘味料は体にうそをつくことになり、結果は裏目に出ます。

図20は食欲が起こる機構です。これを見ればカロリーオフに意味がないことが分かりますので、少し面倒ですが①から順に⑮まで付き合ってください。

血液に含まれるブドウ糖の量のことを血糖値といいます。

図20. 食欲の機構

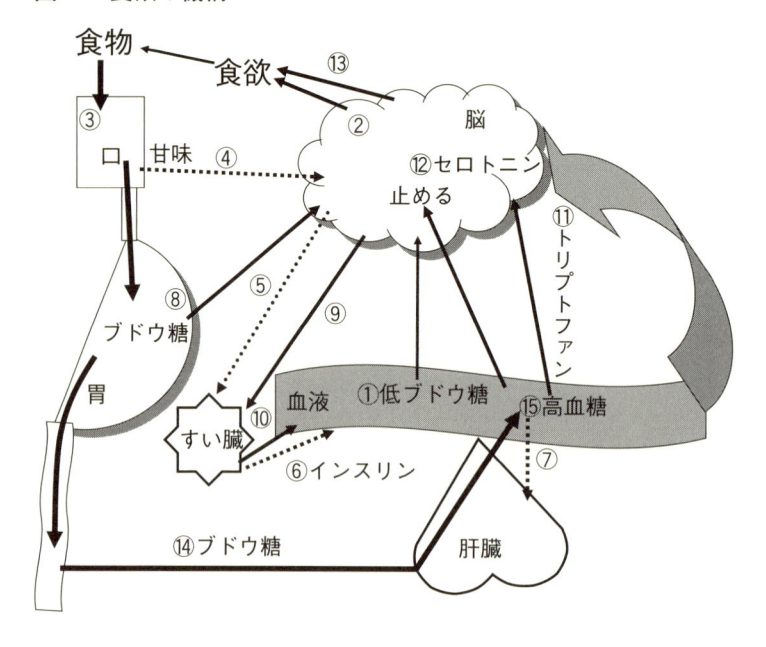

健康診断などで必ず血糖値を測るのは、ブドウ糖量が高すぎると血中のヘモグロビンなどにブドウ糖が結合して危険な状態になるからで、逆に低すぎても、ブドウ糖は脳のエネルギー源なので、脳の機能が保てなくなるからです。

そこで、①血糖値が下がると、②脳は「エネルギーが足らない。何か食べろ」と緊急信号を発します。これが食欲です。③何かを食べますと、食物には必ず炭水化物が含まれているので、その炭水化物を口の中の微生物が一部だけ加水分解して糖をつくります。私たちははっきりとは自覚しませんが、味覚はこの糖の甘味を認識して、④食物が来たぞという信号を脳に伝えます。⑤脳はすい臓に信号を送って⑥インスリンを分泌させ、体にブドウ糖の代謝の準備を指令します。⑦肝臓や脂肪組織にブドウ糖を取り込ませて血糖値を低くするのです。なぜ前もって血糖値を下げるのかというと、先にも書きましたように、ブドウ糖はもっとも重要なエネルギー源ですが血糖値が高くなりすぎると危険だからです。そこで血糖値を低くして、ブドウ糖が体内に入ってきたらできるだけ多くを取り込むための余地を作っているのです。この④、⑤、⑥を脳相のインスリン分泌といいます。

通常は、この後、胃の中に食物が到達します。胃の表面は脳とほぼ同数の多種類の神経細胞で覆われています。その一つが食物に含まれている糖を、甘味ではなく、化学物質として認識します。そしてそれを、⑧脳に伝えます。⑨脳はすい臓にインスリン分泌を指令します。これは、⑩胃相のインスリン分泌といい「ブドウ糖が胃まで来たぞ、もっと血糖値を

下げろ」という強い指令です。この強い指令で、血液中のアミノ酸も糖に変換されて肝臓や脂肪組織に蓄えられます。

しかし、糖に変換できないアミノ酸があります。トリプトファンがその一つで、⑪トリプトファンは脳や小腸表面細胞に運ばれて、⑫水酸基が付けられてセロトニンというホルモンに変えられます。セロトニンは、脳や消化管の運動を活発にして、⑬さらに食欲を上げ、⑭小腸からの食物の吸収を促します。その結果、⑮体内吸収された糖によって血糖値は一時的に高くなります。すると今度は消化吸収と食欲を抑えるホルモンが分泌され、私たちは満腹を感じて食べるのを止めます。

この一連の応答に、通常は30分以上1時間弱かかります。思い浮かべてみてください。レストランでサービスを受けながら食事をすると、あまり量を食べていないのに満腹になります。レストランのサービスはゆっくりで、コースを食べ終えるのに1時間以上かかるからです。ちなみに、早食いの人は多くの場合、肥満気味です。

このストーリーで胃に食物が到達したときの⑧を見てください。食べたものが砂糖やデンプンなどの糖であれば、胃はそれを認識して⑧の信号を出します。しかし、甘味料ならば胃は認識しませんので何も起こらないので、血糖値が⑦の低い準備状態、つまり「待て」の状態が続きます。するとどうなるでしょうか、想像してみてください。餌を前にした犬に「待て」と命じ、その後に「食べてよし」とすると、犬ではなくとも人でも普通よりたくさん食べます。多くを食べるこ

とができるほど血中の血糖値に余地ができているからです。つまり、甘味料には食欲促進効果があるのです。ダイエットにはなりません。

甘味料はダイエットではない

　甘味料を使ったコーラの肥満予防効果を報告した資料を調べました。コーラは砂糖を焦がしたカラメル飲料ですからカロリーが高いのですが、アメリカ人の中には1日に数リットルもコーラを飲む人がおり、この飲みすぎが原因で肥満になる人が多いのです。

　そこで、企業はカラメルの代わりに着色料と甘味料を用いてカロリー量が7％低いコーラを作りました。そしてその効果を十数万人について2年間調査し、甘味料コーラを飲んでいる人はカラメルコーラを飲んでいる人に比べて、統計的な有意な差はないが、体重が4％低かったと報告しています。

　甘味料コーラではカロリー摂取量は明確に7％低いのですが、体重はカラメルコーラを飲んでいた人に比べて平均値では4％ほどしか低くなく、統計的に有意な差はありませんでした。統計的に有意差がないということは科学的には効果がないということで、甘味料はダイエットにならなかったことを意味しています。つまり一部の人は体重が4％ほど低かったけれど、肥満した人も居たということです。

　甘味料コーラは7％カロリーオフなのに、体重差は4％しかなく、しかもそれが一部の人だという点です。これは甘味料コーラを飲んでいた人の多くがコーラ以外の食品から、し

かもカラメルコーラを飲んでいた人たちよりも多くのカロリーを摂ったことを示しています。

図20に描いたように、⑧の手前で「待て」をすることは体をごまかすことになりますが、体はごまかしきれないということです。体が甘いものを欲しているのはエネルギーとして甘いものが必要だからで、結果的に、いつかはエネルギー源を食べます。体が欲しているときにエネルギーを補充すれば、補充のし過ぎはおこりません。

前述の結果は、甘味料がダイエット剤ではないことを示しており、甘味料を使った食品から「ダイエット」という表示は消えました。つまり、甘味料はカロリーオフですが、肥満防止にはならないという意味で「うそ」です。

糖の体内吸収阻害

糖はすぐに利用できる必須のエネルギー源です。しかし、摂りすぎは肥満の原因になります。そこで小腸からの糖の吸収を阻害するサプリメントが多様に市販されています。数千年の歴史があるギムネマシルベスタとか、食物繊維の仲間のアラビノースなどです。それらは体内に吸収されることなく小腸の管の中で作用しますので、安全性に問題はありません。だからと言って、サプリメントとしてこれだけを単独で摂っても阻害すべき糖が消化管中に無ければ何の効果もありません。その意味では「うそ」ですが、食事と一緒に摂れば食品の糖が吸収されるのを阻害するので有効で、「ほんと」です。

しかし、繰り返しますが、糖は人にとって必須の栄養素で

す。その吸収を阻害するのは生命の摂理に反します。仮にこの吸収阻害剤を用いても、その使用量に十分に注意しなければなりません。

食習慣と丸型やせ型

図21の変った絵を見てください。丸型とやせ型の体形の表面積を比較したものです。大きさ、つまり体重が同じという前提でなければ比較になりませんので、仮に体重が65 kgの人で図を描いてみました。表面積がもっとも小さい立体は球ですから丸型の体面積はやせ型よりも小さく、丸型を100％とするとやせ型は125％の体面積になります。

寒いモスクワの年平均気温は4℃、シンガポールは27℃で

図21. 体型と体面積の比較

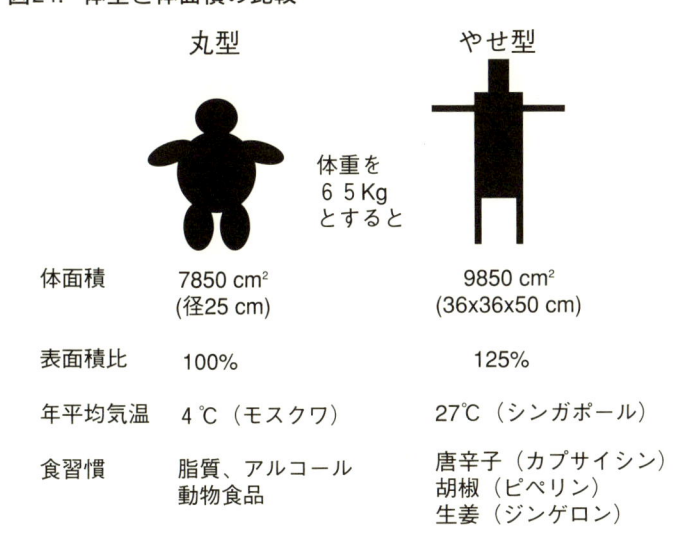

	丸型		やせ型
		体重を65Kgとすると	
体面積	7850 cm² (径25 cm)		9850 cm² (36x36x50 cm)
表面積比	100％		125％
年平均気温	4℃（モスクワ）		27℃（シンガポール）
食習慣	脂質、アルコール 動物食品		唐辛子（カプサイシン） 胡椒（ピペリン） 生姜（ジンゲロン）

す。現在のようなエアコンがない時代の人々は、いかに厚着をしても寒いところは寒い。体面積が広いと体熱が逃げてしまって体力が尽きます。

逆に、暑いところでは気温が体温を上回る季節もあり、上回ると代謝酵素がはたらかなくなって命にかかわりますので、暑いところでは体熱をできるだけ発散しなければなりません。そのためには広い表面積が必要です。男性の局部はひだをなしています。もっとも大切な子孫を残す生殖器をオーバーヒートから守るためのラジエターです。また、昔の絵画などを見ると、寒いところの人は太り気味で、暑いところの人はやせています。

カプサイシン

意識して寒いところの人は丸型に、暑いところの人はやせ型になったのではありません。それぞれの環境で育っている食物を食べて必然的にそれぞれの体型になったのです。

寒いところでは活発な農業栽培はできませんので畜産が主でした。人は動物の肉や乳製品を主食にしましたが、動物とくに寒いところの動物は肉に脂肪を多く含んでいます。人はその肉を食べて脂質を皮下に蓄えることで丸型になり、さらにアルコールを飲むことで体の代謝を脂肪合成側に傾けてより太るようにしました。

一方、暑いところではピリ辛い植物が育ちます。例えば、唐辛子は中部アメリカ、胡椒はインド、生姜はマレーシアなどの熱帯アジアが原産地です。そして、唐辛子のカプサイシ

図22. 食べたものを体感として発散させてしまう仕組み

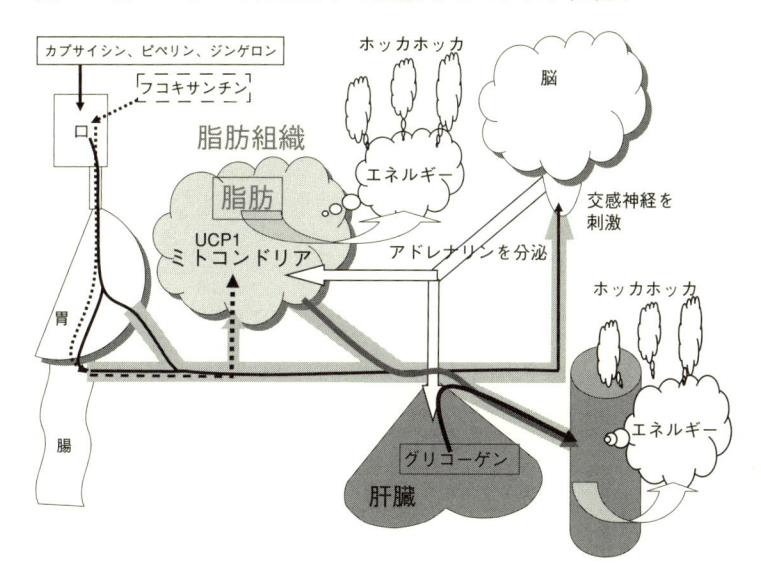

ン、胡椒のピペリン、生姜のジンゲロンはいずれも**図22**の同じ機構で交感神経を刺激します。これらはいずれもピリ辛さという刺激を与えます。この刺激がポイントです。

ピリ辛さの刺激はけがをしたときなどの痛みの刺激と同じです。この刺激を感じると体はアドレナリンというホルモンを分泌します。闘争ホルモンあるいは逃走ホルモンとも呼ばれますが、それは、痛みが何らかの脅威を示唆するので、人はそれを排除するために戦う、あるいは避けるために逃れようとするからです。

戦ったり逃走したりするには筋肉を動かすエネルギーが必要です。アドレナリンはエネルギー源を蓄えている脂肪組織

と肝臓にはたらきかけて、脂肪組織の脂肪を分解して脂肪酸を、肝臓のグリコーゲンを分解してブドウ糖を放出させます。そして、筋肉がこれらを取り込んで、動かすエネルギーにし筋肉を盛んに動かします。ピリ辛いものを食べると体がほてる、顔が真っ赤になる、汗をかくというのがこれです。昔は、風邪を引くと生姜湯を飲んで汗をかいて治したものです。つまり、ピリ辛いものは蓄えている脂肪などを消費させるのでやせるわけです。

ピリ辛いものは血圧を上げる

これらの話を参考にすると、動物の脂をあまり摂らずに、ピリ辛い唐辛子、胡椒、生姜を食べればやせることになります。それは「ほんと」です。しかし、一つ問題があります。ピリ辛さは痛みを感じたときと同じでアドレナリンを分泌します。アドレナリンは興奮させるホルモンですから当然血圧を上げます。お医者さんが辛いものは刺激が強いのでよくないというのは、血圧が上がるからです。血圧の高い人がピリ辛いものを食べると、さらに血圧が上がるので好ましくありません。

ところで、暑い所の人はピリ辛いものを好むと書くと、韓国は寒いのに辛いキムチを好むではないかと反論があります。でも、韓国に唐辛子が伝わったのは、人類の食習慣の歴史から見ると最近の出来事です。ポルトガルが南米で発見して日本に伝えた唐辛子を、加藤清正が慶長の役のとき(1597年)に朝鮮に持ち込んだといわれています。

ところで現代の韓国人に、肥満の方は見当たりません。また、韓国の方はすべて血圧が高いという情報もありません。ピリ辛いものの良し悪しは、食べる量によるのでしょう。

フコキサンチン

平成17年におもしろい研究報告がありました。昆布、ワカメ、アラメなどの褐藻が含んでいるフコキサンチンという成分が体脂肪を燃焼させるというのです。その作用を**図22**に点線で示しました。食べたフコキサンチンはその一部が一時的に臓器脂肪や皮下脂肪組織に取り込まれます。そして脂肪細胞の、ミトコンドリアというエネルギー生産器官に作用して、UCP1というタンパク質を多く作らせます。UCP1はミトコンドリアが作るエネルギーを熱エネルギーに変換させるタンパク質です。常態でもUCP1は少し存在しますので、私たちは食事をすると寒い冬でも体があったまるという経験を持っています。フコキサンチンはこれをさらに盛んにするのです。つまり体脂肪を消費させてそれを体熱として発散させます。

また、フコキサンチンはがん細胞にアポトーシスという細胞自殺を招いてがんを予防するという作用も報告されています。

このフコキサンチンは鮮やかな橙色の物質ですが、体が橙色に染まるほど動物に与えても異常は認められていません。そこで、アメリカなどの外国では大変なヒット商品になっています。科学的にはフコキサンチンのやせる作用は「ほんと」

です。でも、やせる効果がある量は、生の昆布やワカメに換算すると1日100キログラム以上、現在市販されているサプリメントならば1日2000錠です。気長に1日数錠を数年続ければ少しはやせるかもしれません。

肥満の原因になる栄養素は何

肥満防止のためにはカロリーだけを下げてもダメで、カロリーを何から摂るかが重要です。激しい運動や労働をしない普通の生活では、エネルギー源として使われる栄養素は糖質です。糖質とは、食品に含まれる炭水化物の中の消化吸収される成分です（本書の6を参照）。食べた糖質量が足らなければ脂質が使われます。タンパク質は窒素源として利用され、利用された後にエネルギー源として糖と同じ経路で消費されます。つまりタンパク質の摂取量は肥満にあまり関係しません。

生命が利用しているエネルギー

人はエネルギーを生産できなくなるとその生命の営みを瞬時に止めますが、エネルギーとして直接利用される物質は核酸にリンが付いたATPです。生命はブドウ糖などを燃やすことでATPを作りますが、ブドウ糖からはまずニコチンアミドという成分のNADHが、あるいは類似成分のNADPHが作られます。このうちNADHはミトコンドリアで酸素を水に変えながらATPが作られます。NADPHは生体防御のために使われます。

さて、分かり易くお金にたとえてみます。ATPは何時でもどこでも使える現金。でもあまりたくさん持ち歩きできません。限界があります。そこですぐにATPに変換できるNADHがあるのですが、これはキャッシュカードでしょう。NADPHは限られたところでしか使えない商品券かプリペードカードです。

　そして、糖質は銀行へ行けば引き出せる普通預金、タンパク質は定期預金。ところが脂質は不動産です。よほどのことがないと現金に換金できません。私たちはいざというときの

図23. 糖質の摂取量と肥満との関係

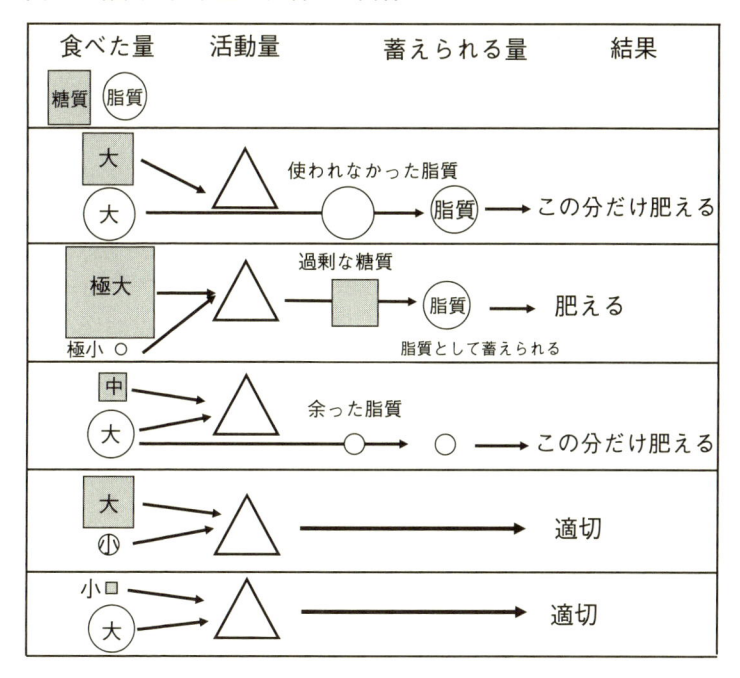

食べた量	活動量	蓄えられる量	結果
糖質 大 / 脂質 大	△	使われなかった脂質 → 脂質	この分だけ肥える
糖質 極大 / 脂質 極小	△	過剰な糖質 → 脂質（脂質として蓄えられる）	肥える
糖質 中 / 脂質 大	△	余った脂質	この分だけ肥える
糖質 大 / 脂質 小	△		適切
糖質 小 / 脂質 大	△		適切

ために不動産でお金を確保しようとしますから、脂質をためて太ることは大切です。でも、不動産も貯めすぎると固定資産税で破産します。脂肪を臓器にまで貯めるとメタボリックシンドロームです。

　脂質は肥満の原因と敬遠されますが、仮に食事を米・パン・麺を全く摂らずに脂質だけにすると、むしろやせます。脂質は何年間も蓄えることができるエネルギー源で、糖質は食べたほぼその日に利用されるエネルギー源です。

　前頁の**図23**を見てください。食品は糖質と脂質の両方を含んでいますが、糖質の摂取量がその人のその日の活動量と同じならば、食べた脂質はそのまま蓄えられます。つまりその分だけ肥えるということです。糖質の量が少ないとその分だけ脂質が利用され、余った脂質が蓄えられます。脂質を抑えて糖質だけを摂り、その量が活動量を超えていると、余った糖質は脂質として蓄えられます。

　整理すると、**図23**の4段目と5段目のように、糖質が多くても脂質が多くてもこの両方の合計量が活動量に見合っていれば肥満にならず適切です。一方、洋菓子のように糖質と脂質の両方を多く含んでいる食品は、図の最上段の結果になります。

基礎代謝量を上げる

　人は熟睡していても大きなエネルギーを使っています。これを基礎代謝といいますが、この量が以外に大きいのです。**図24**を見てください。基礎代謝量は人の1日のエネルギー消

費量の半分以上を占めます。また、起きて椅子に座ってじっとしていてもエネルギーを消費しています。

　ところで、あまり活動をしない生活と、よく活動している生活を比較してみてください。よく活動しているときは活動に必要な筋肉を養わなければなりませんのでその分基礎代謝量が多いのです。寝ている間に筋肉を養うために消費するエネルギー量が、あまり活動をしていない場合に比べて多いのです。そして活動しているのに食べる量が少なければやせます。逆に活動量が減ったのに同じ量だけ食べていると、余った分が蓄積されて肥満になります。若く活発に動き回ってい

図24．よく活動している時とあまり活動しない時の
　　　体のエネルギー量配分

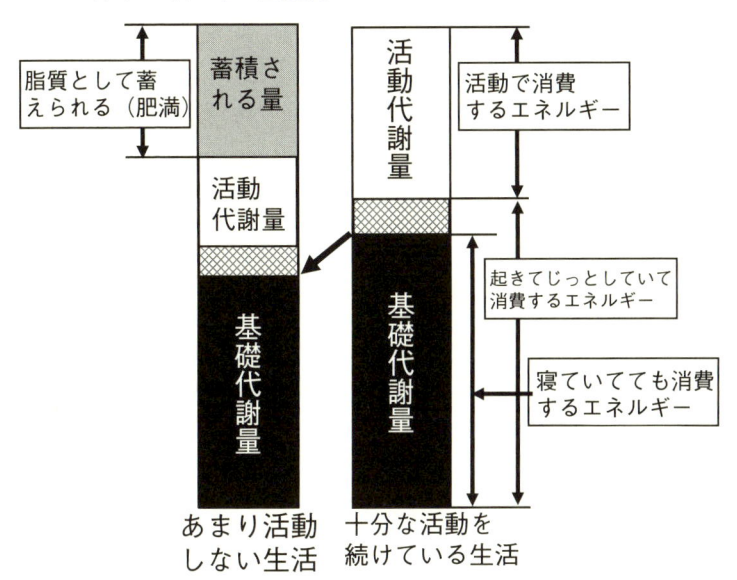

たころに、いくら食べても全く肥えないという経験をお持ちの方が多いと思います。よく活動すればその分基礎代謝でのエネルギー消費が上がるからです。つまり、よく活動すれば寝ている間にやせる、楽な方法ですが、これは「ほんと」です。

食事量と活動量のバランス

　肥えすぎないベストの方法は、食べた量に見合う活動をすることです。活動とは筋肉隆々となるほど激しい運動をしろという意味ではありません。もちろんスポーツなどの激しい活動をしている人はたくさん食べる必要があります。ここではあまり激しい運動をせずに通常の生活をしていて肥満が気になっている人についてのベストの方法を提案します。このような人は、車で移動するのを止めて歩く、4階くらいならばエレベーターではなく階段にする。そして、朝食は十分に摂るが、夕食の最後の一膳のご飯は我慢し、野菜でお腹を膨らまし、タンパク質は摂っても炭水化物は控えめにして、アルコールも控えめにするという方法です。

　家庭科の教科書には食物の重さを量ってエネルギー計算し、活動量と摂取エネルギーを合わせる方法が書かれています。しかし、生きている喜びの大きな一つが食べることです。それを数字で、朝は何キロカロリー、今日は何キロカロリーと割り振りしては全く楽しくなく、ノイローゼになります。生活を数字で縛っては長続きしません。長続きしなければせっかくやせかけてもリバウンドが来ます。そして、「やせる」

「肥える」を繰り返すほど糖尿病のリスクが上がります。朝食抜きやダイエットもこのリバウンドの原因になります。とくに若い人は体を作るために多量のエネルギーと栄養素を必要としています。朝食抜きやダイエットで食事量が足らなければ、30代を過ぎてから骨粗鬆症などの生活習慣病に苦しめられることになります。

　活動せずに食べる量を極端に減らす食生活をダイエットと勘違いしている方がいます。我慢して節制すればやせることができるように思い込みがちですが、食べるのを止めたときに最初に消費される体の成分は糖質です。次がタンパク質で、脂肪が動員されるのはずっと後の方です。

　例えば、激しい持続運動のマラソンでも、貯蔵脂肪が消費されるのは行程半分の20キロを過ぎてからです。つまりダイエットは、タンパク質を失って体を動かすのも気だるい、脂肪だけの体をつくってしまう結果になります。

　一方、絶食には様々な利点があるようです。水と少量の糖質で2, 3日過ごすと体脂肪が消費され始めます。さらに数日これを続け、食事再開ではおもゆなどを少量ずつ食べ始めるとリバウンドも防げるようです。

　栄養学には「人は食べているうちは死なない」という言葉があります。食べることは生きることの根幹です。ご高齢でもかくしゃくと仕事をしておられる方は例外なくよく食べます。そこで、体に負担をかけることなく肥満を解消するには、絶食時は別として、普段は食べたいものを食べる。しかし、明日も美味しいものを食べたければ今晩は少し量を控えめに

する。そして、動くこと、歩くこと、つまり日々の活動量を保つことを習慣にしてしまうことです。1年後、2年後という長い眼で、「やせる」を目指しましょう。

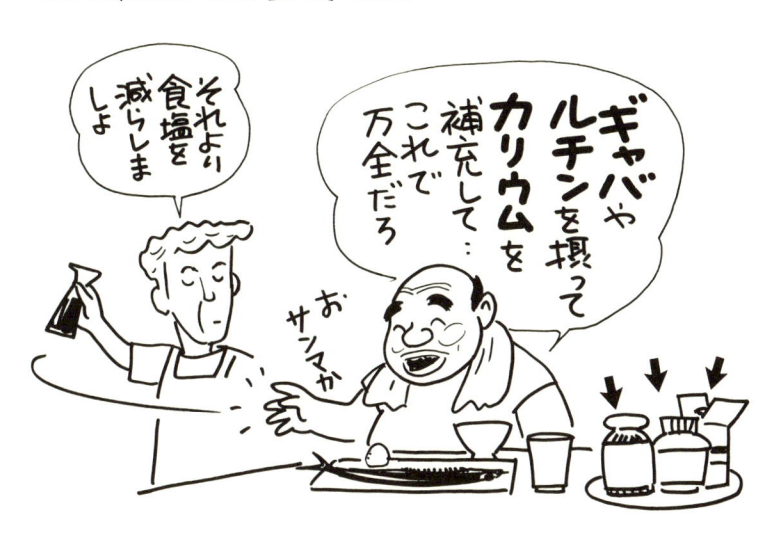

9 血圧と食塩

夏は汗をかいて塩分を失ってしまい、体がだるくなるという夏バテの季節です。しかし塩分をとりすぎると血圧が上がります。夏バテと高血圧を防ぐ適切なサプリメントはあるのでしょうか。

血圧とは

人は血管から老いるといわれています。血圧が高ければその圧力で血管が破れて内出血し、危険な状態になることがあります。血管にコレステロールなどのごみが溜まれば、安静にしていても血圧は高くなります。つまり血圧はもっとも手軽に判る健康のバロメーターです。血液が血管を押す力が血圧です。心臓が血を送り出すときは強い圧力がかかりますが、これを心臓の収縮期血圧といい、130以下が正常といわれています。送り出してから次に送り出すまでに心臓は膨らんで血を蓄えます。これを拡張期血圧といい、85以下が理想とされています。

図25を見てください。血圧が上がる原因です。恐い目にあって驚いたり、喧嘩をしたりするとアドレナリンが分泌され興奮します。これは体の緊急応答です。このような時は血圧はすぐに上がり、数時間すると下がります。

また、脳が神経伝達物質で調節する血圧があります。この血圧は多くの場合ストレスが原因です。他に、肝臓と腎臓が調節しているレニン・アンジオテンシンという系があります。そしてもっとも問題なのが体液調節による高血圧です。これは食塩のとりすぎが原因です。食塩を食べてもすぐに血

図25. 血圧の調整機構と応答時間

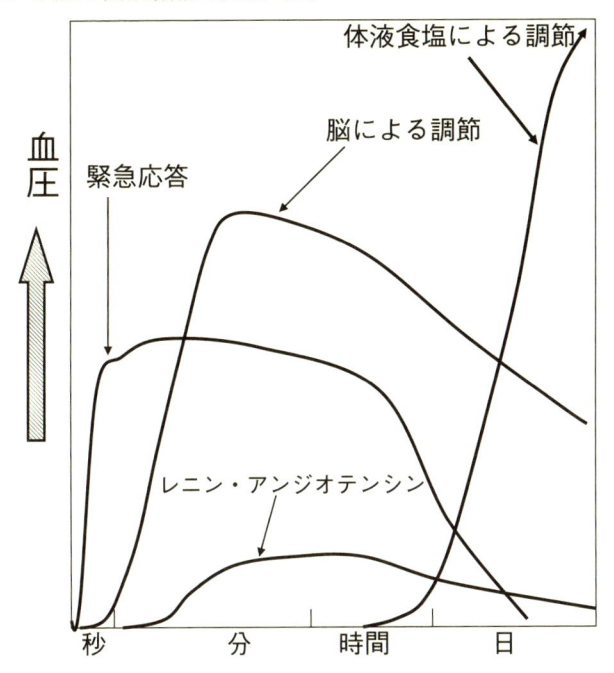

圧は上がりませんが、一度上がると体内の食塩濃度が十分に薄くならない限り血圧は下がりません。私たちの体ではこの四つが別々に起こるのではなく、多くの場合同時に起こり、それぞれの血圧が加算されます。

例えば、食塩の取りすぎやストレスで普段から血圧の高い人が緊急応答で興奮しますと、一気に大変高い血圧になり、血管が破れて脳卒中などをおこします。しかし、緊急応答は体の正常な応答ですから避けにくいものです。その他の三つを普段からできるだけ低く抑えることが重要です。レニン・

アンジオテンシン系には主にお医者さんが薬を処方しますので、自己管理という意味で残りの二つを考えてみましょう。

ギャバ

　脳による血圧調節のときに体を弛緩させ血圧を上げるために分泌されるのがガンマーアミノ・ブチリック・アシッド、頭文字をとって、GABA、ギャバです。これはアミノ酸のグルタミン酸から体内で作られる神経伝達物質です。ギャバを多く含む食品がありますが、その食品をよほど多量に取らない限りギャバは消化吸収時に消費されて消えてしまいます。サプリメントのギャバは消化管で消える量を考慮していますので、有効であることが多いようです。

　例えば、このような実験がありました。高所恐怖症の人に目隠しをして渓谷の高いつり橋の真ん中まで連れて行き、目隠しを外しました。その人は体を震わせ涎を垂らしてその場にしゃがみこんでしまいました。このときギャバを与えると涎がおさまり、歩ける状態ではありませんが、震えが少しおさまりました。これは乱暴な試験ですが、効果があることは理解できます。サプリメントのギャバは体をある程度リラックスさせるという意味で「ほんと」だと思います。

ルチン

　私たちの体の細胞はエネルギーを作るためのブドウ糖を取り込むときにナトリウムとカリウムを利用します。ナトリウムと一緒にブドウ糖を取り込み、代わりにカリウムを放出す

るのです。体内のナトリウムがカリウムよりも多いときは、十分にブドウ糖を取り込めないだけでなく、細胞はナトリウムの浸透圧で膨れ上がります。これが高血圧です。つまり体内ではカリウム濃度の方がナトリウム濃度よりも少し高いのが理想です。ナトリウム濃度を下げるためには腎臓から尿にそれを捨てなければなりません。このときにナトリウム輸送タンパク質が働きますが、このタンパク質が正常に機能しなければ高血圧が続きます。

　耳のナトリウム輸送タンパク質が不調ならば鼓膜が張って難聴になります。このタンパク質を正常に働かせる物質があります。ケルセチンとその仲間のルチンです。そばのルチンが血圧を下げるというのがこれです。効くのならばサプリメントでたくさん摂りたくなりますが、たくさんとってもほとんどが排泄されますので、サプリメントで摂ってもそばを食べても効果は同じです。それよりももともとの原因、食塩のとりすぎをおさえることの方が大切です。

食塩を減らそう

　韓信という古代中国の秦末期に活躍した大将軍がいます。劉邦が漢の国を建てることができたのは彼のおかげだそうですが、韓信は兵に戦わせるのが上手だったそうです。彼は重要な戦いの前夜の兵の食事には通常よりも多くの塩を使いました。その結果、兵は奮戦したといわれています。つまり高食塩の食事は兵を高血圧にして興奮させたと思われます。

　日本人の食塩摂取量は1人1日12グラムあまりで、諸外国

が5グラムほどを推奨しているのに比べると、嬉しくない記録です。結果として、この本書の13頁の図1に示しましたように、高血圧が日本人の病気のトップを占めています。食塩とは塩化ナトリウムです。ナトリウムは必要な成分ですが、日常の食素材にも食品成分に結合した形で含まれていますので、日常食品を食べるだけで十分必要量を充たします。食塩として別途にとる必要はありません。

　また、胃がんの直接の原因はピロリ菌などによる炎症ですが、その炎症を促進して胃がんにするのは食塩です。胃の細胞の浸透圧を上げて細胞を変化させてがん化を促進します。食塩をとる量は少ない方がよいのです。

　人の味覚は酸っぱさや苦さには敏感ですが、塩辛さと甘さには慣れやすく、1回目よりも2回目はより塩辛いもの、より甘いものを求めてエスカレートします。子どもに甘いものを与えると初めは喜びますが、2回目以降はより甘いものでなければ美味しいと言いません。日本人の塩辛さ好みは子どものときからの積み重ねです。しかし、もう一度初めからやり直すことができます。

　苦しいですが、調理場と食卓から食塩を、醤油も含めて、半年間ほど除いてみてください。それからほんの少し食塩や醤油を使った料理に変えます。素材の味がいかにすばらしいかが判るようになります。食べ物の本来の味がわかり、生きている喜びを感じるほど食事が楽しくなり、過食がなくなります。出来合いの惣菜を食べなくなり、そして食素材を選ぶ目ができ、その上、高血圧がなくなります。

夏バテ防止

　夏バテの原因はカリウム不足です。細胞はカリウムとナトリウムの入れ換えを利用して細胞内にブドウ糖を取り込んでいますが、汗をかいて汗とともにカリウムが失われると細胞はブドウ糖を利用できなくなり、エネルギー不足でバテます。カリウムをナトリウムより多めに補給すると夏バテは解消します。

　もちろんナトリウムも必要です。夏場に仮にナトリウムが欠乏すると、歩いていてこむら返りをおこすことがあります。夏は汗をかき、ナトリウムもカリウムも汗で失いますので、冬場よりも多目に補給する必要があります。そしてナトリウムよりもカリウムを少し多めです。この条件を充たしてくれるのが野菜や果物類です。野菜や果物はカリウムをナトリウムよりも多く含んでいます。海藻のコンブやワカメは塩辛いですが、カリウムをナトリウムのほぼ2倍含んでいます。これらは高血圧を予防して夏バテを防止します。飲料ならば茶飲料が最適ですが、スポーツ飲料も表示を見て、ナトリウムよりもカリウムの方が多ければ、夏バテ防止効果は「ほんと」です。

10
体力がつくサプリ

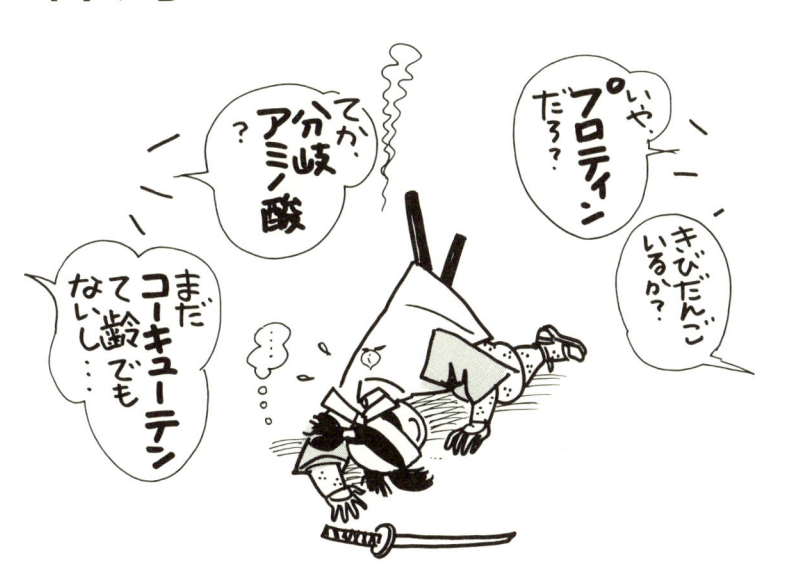

運動する人たちのために様々なドリンクが売られています。そしてプロテインとかアミノ酸などが好まれています。これらは効くのでしょうか、考えてみましょう。

元気が出るのはアルコール

疲れたときや、より元気を出すために好まれている滋養強壮ドリンクがあります。容量はわずか数十ミリリットルですが、飲むとほとんどの人に効果があります。図26にその成分表示の一例を示しましたが、表示を見ると、糖質、ローヤルゼリー、ビタミン、タウリン、カルニチン、漢方など多様です。このうち糖質やローヤルゼリーは有効なエネルギー源ですが、飲んですぐに効くという即効性はありません。効くまでに数時間かかります。ビタミン、タウリン、カルニチン、漢方は代謝を助ける成分ですが元気になる成分ではありませんし、即効性もありません。では何が効いているのでしょう。

手近に元気を出すドリンクがあればその表示を見てください（清涼飲料ではなく、滋養強壮ドリンクです）。元気を出すドリンクはいずれも少量のアルコールが入っているはずで

図26. 滋養強壮・栄養補給ドリンクの表示の一例

成分1本（30 mL）中
ローヤルゼリー何mg、何々エキス0.5 ml、ビタミンB_1硝酸塩、ビタミンB_2、リン酸エステル、ビタミンB_6、ニコチン酸アミド、無水カフェイン
- -
添加物：果糖、クエン酸、没食子酸プロピル、アルコール、安息香酸Na、バニリン、トウモロコシデンプン、香料

す。アルコールは気付け薬ともいわれますが、体内でもっとも速やかにエネルギーに変換される物質です。少量でもすぐにエネルギーになるので元気が出るのです。アルコールで即効的に元気を出しておいて、その間に糖質などの他の成分を代謝して元気を持続するわけです。これは悪いことではありませんし、使っているアルコール量は飲酒運転になるような量ではありません。なにかだまされているような気がしますが元気が出るという意味で「ほんと」です。

体力がつく分岐アミノ酸

　必須アミノ酸9種類の中に分岐アミノ酸が三つあります。ロイシン、イソロイシン、バリンです。分岐アミノ酸はその化学構造が枝分かれしています。他のアミノ酸は枝分かれ構造を持っていません。そしてこの構造の違いがエネルギー源として代謝する組織を区別しています。

　体の中での役割が終わったタンパク質はアミノ酸に加水分解されて主に肝臓でエネルギー代謝されます。ところが分岐アミノ酸だけは肝臓で代謝できないのです。分岐アミノ酸をエネルギーに変換できるのは筋肉と脳です。筋肉や脳がエネルギーを求めていれば、分岐アミノ酸はこれらの組織に特別にエネルギーを供給できます。分岐アミノ酸を食べた場合も同様に筋肉や脳にエネルギーを供給します。このことは競走馬に分岐アミノ酸を食べさせて、たくさんの賞金を稼いだことで証明されました。

　しかし疑問があります。競馬は極めて激しい筋肉運動です。

激しいスポーツをする人、激しく脳を使う人には有効で「ほんと」ですが、普通に生活している人では分岐アミノ酸の摂りすぎになり、アミノ酸栄養が偏るという意味で「うそ」だと思います。

プロテイン補給剤

　プロテインは様々なアミノ酸を含んだサプリメントです。プロテインはアミノ酸を補給しますから、激しい運動の前ではなく、後で補給すると、次に運動をするときに筋肉タンパク質として利用されます。

　しかし、量のことを考えてみてください。サプリメントに含まれているアミノ酸の量は一つのパックで多くても4gほどです。一方、栄養源としてのタンパク質の1日所要量は男性で70g、女性で55gです。つまりサプリメントから摂るアミノ酸の量は通常の食事で摂るアミノ酸の量の17分の1か13分の1です。サプリメントのアミノ酸は日常の摂取量の中に埋もれてしまい、補給する意味がありません。ならばサプリメントを5本あるいは10本などと多量に摂ればどうなるかですが、多量に摂るならばむしろ魚や肉を多めに食べる方がよいのです。

　運動をして体が疲れているときほどバランスよく栄養素を補給する必要があります。タンパク質は全摂取エネルギー量の12から15％、脂質は20から25％、炭水化物は60から68％を摂るのが理想です。魚や肉にはこれらの栄養素がバランスよく含まれていますが、サプリメントはタンパク質だけ

です。サプリメントのプロテインは、それよりも美味しい肉や魚を多めに摂る方がよいという意味で「うそ」です。

コーキューテン

コーキューテン（CoQ10）については本書の7「美肌・美白商品」のところで述べました。CoQ10は肌をつくり変える美肌効果だけでなく、からだにエネルギーを供給して元気づけてくれます。私たちが呼吸したり、からだを動かしたり、食物を消化したり、またからだを新しくつくり変えるときにはエネルギーが必要です。エネルギーとは具体的にはATPという成分をつくることですが（本書の8「やせる」の114頁参照）、細胞内のミトコンドリアという器官で、次頁の**図27**のようにしてつくられます。食べたぶどう糖などからつくり出したNADHとFADHを受け取ってエネルギーに変換するのがCoQ10です。

CoQ10は自分の体内でつくることができる成分ですが、30歳を過ぎるとつくる力が衰え、高齢期になると必要量の半分もつくることができなくなります。そして**図27**の下の**図28**のように、エネルギーをつくる系が空回りします。疲れやすい、目眩がする、夜中にトイレで倒れた、などは多くの場合、CoQ10不足です。

ところが、CoQ10を十分に補給してくれる食品はありません。この意味で、CoQ10のサプリメントは元気を持続するために「ほんと」のサプリです。定期的に適量を服用するのが好ましいのですが、どれくらいが適量かというと、毎晩

よく眠れ「元気になったなー」と思える量がいいでしょう。人にもよりますし、年齢にもよりますが、1回量が少量過ぎると消化管の中で消えてしまいますので、サプリメントに表示されている1日の服用量を、数日に1回が目安ではないで

図27. CoQ10が満たされている場合

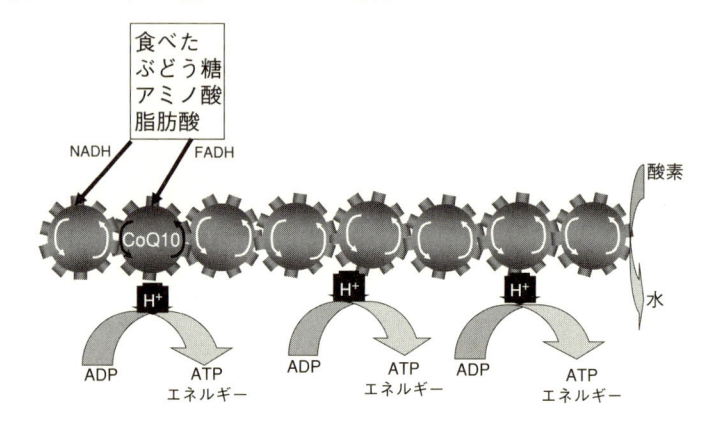

図28. CoQ10が不足している場合

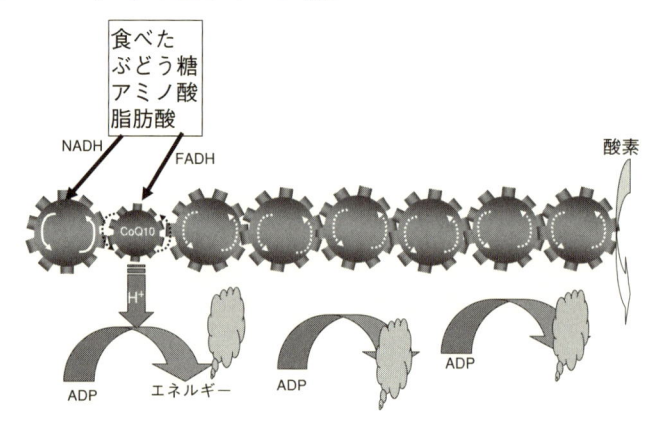

しょうか。

　CoQ10は多種類販売されており、補酵素キューテン、ユビキノン、ユビキチンなどとも表示されています。また、別の成分を調合している商品も多いですが、できればCoQ10だけのサプリメントがいいと思います。

必須アミノ酸神話

　私たちは「必須アミノ酸を摂らなければいけません」と教えられてきました。しかし、必須アミノ酸はほんとうに必要なのでしょうか。

　タンパク質は様々なアミノ酸が結合したものです。私たちの体のタンパク質を作るために使われているアミノ酸は、特殊なアミノ酸を除くと、20種類です。アミノ酸とはアミノ基とカルボン酸が付いた炭素に、「様々な構造」が付いたものですが、炭素・アミノ基・カルボン酸の部分はすべてのアミノ酸に共通です（次頁の**図29**）。

　そして「様々な構造」が20種類以上あります。そのうちの11種類は体のエネルギーを作る代謝経路のクエン酸回路というところで用いられている物質とほぼ同じです。つまり11種類の「様々な構造」は体の中に常にあり、いつでも供給できます。

　一方、残りの9種類はそうではありませんので、食品から摂らなければならない必須アミノ酸といわれています。しかし本当に必須でしょうか。

　図27を見てください。食べたタンパク質は加水分解され

図29. 食事アミノ酸の代謝

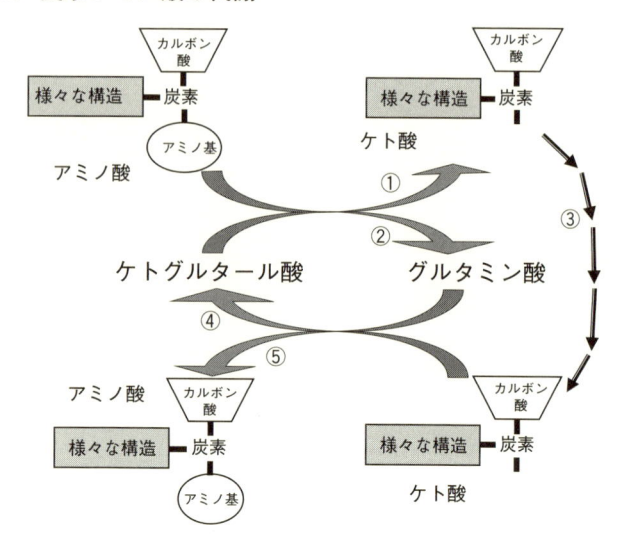

てアミノ酸になり体内に吸収されますが、そのアミノ酸がすぐにそのまま利用されるわけではありません。多くの場合、いったんアミノ基が取り除かれて（矢印の①）、グルタミン酸というアミノ酸に蓄えられます（矢印の②）。アミノ基が除かれた①の右側の物質はケト酸ですが、これも体の中に蓄えられます（矢印の③）。そしてタンパク質を新しく作るためにアミノ酸が必要になったときに、必要な「様々な構造」部分を持ったケト酸を選び出してグルタミン酸からにアミノ基が渡されます（矢印の④と⑤）。この機構は大変合理的です。アミノ酸20種類を常に準備しておくためには大きな貯蔵場所が必要ですし、代謝系も混乱します。グルタミン酸にアミノ基だけをいったん蓄えるようにしておけばいつでも必

要なアミノ酸を用意することができます。体はうまく作られています。

さて、ケト酸の「様々な構造」のうちの11種類はいつでもクエン酸回路から供給でき、残りの9種類が必須アミノ酸として食事から摂らなければならないものです。その必須アミノ酸9種類の必要量が算出されていますが、数値をすべて書くと複雑で見にくいので、家庭科の教科書でよく使われているリジンだけを**表5**に抜粋してみました。「タンパク質1gに含まれているのが好ましいmg量」というのは、リジンならばタンパク質1gあたりに66mg含まれていると、乳児が健常に成長するという数値です。この66mgはこれだけ食べればよいという数値ではなく、食べたタンパク質の全アミノ酸量を1gとした場合に、比率として66mgつまり6.6％含まれているのが理想だという意味です。

そこで家庭科の教科書に出てくる精白米を見てみますと、精白米のリジンは1g中40mg、つまり4％です。他のアミノ酸の量は充たされていて問題はありませんが、リジンの比率だけが低いので乳児の成長に悪影響を与えるのです。

表5. 必須アミノ酸のリジンの必要量

必須アミノ酸	成長が健常であるためにタンパク質1gに含まれているのが好ましいmg量			食品のタンパク質1gに含まれている量			
	乳児	10〜12歳	13歳以上	精白米	食パン	あじ	豚肉
リジン	66	44	16	40	28	106	104

(FAO／WHO／UNUの資料を利用)

しかし、もう一度、**表5**を見てください。小学生くらいまでならば必要比率は1g中44mgで、これは精白米の40mgでも食パンの28mgでも足りません。ところが13歳以上になりますと16mgとなり、精白米でもパンでも十分にオーバーしています。つまり13歳以上では必須アミノ酸は必須ではないのです。理由は、13歳までに摂取してきた「様々な構造」部分が**図27**に示したようにして体に蓄えられているからです。

さらにおかしな点が二つあります。精白米はアミノ酸価が悪いといわれていますが、これは乳児が必要としているリジン量で評価したものです。しかし、乳児は通常は母乳かミルクで育っています。精白米は食べません。だから乳児というのです。また、12歳までの少年の場合も精白米だけという人は居ないでしょう。通常は何か副食も一緒に食べます。

例えば精白米とあじまたは豚肉を等量食べたとしますと、40に106または104を加えて2で割ると食べたリジンの比率が出ますが、73または72です。食パンと一緒に食べても67か66です。これを補足効果というそうですが、十分に必要比率の44を充たしています。

つまり、必須アミノ酸というのは存在しないのです。必須アミノ酸は栄養バランスを考えろという概念です。必須アミノ酸の考え方が示しているのは、食生活は偏ってはならない、精白米やパンだけを食べるのではなく、副食も多彩にバランスよく摂りましょうという戒めです。

余談ですが、家庭科の授業でよく使われる「アミノ酸価

(アミノ酸スコアともいう)」と**表5**の関係を説明します。

　精白米や食パンでのタンパク質はリジンの比率だけが低く、他のアミノ酸は必要比率を充たしていることを示しています。しかし、比率が低いというだけでは、どれほど不足しているのかが判りません。そこで栄養学ではアミノ酸価という表現が用いられます。精白米のリジンは40mgで乳児の必要量は66mgですから、40割る66は0.61、つまり必要比率の61％しか充たしていないので、精白米のアミノ酸価は61と評価されます。小麦粉で作る食パンのリジン量はもっと低く、アミノ酸価は42です。

11

全てのサプリメントは日常食品で代替できる

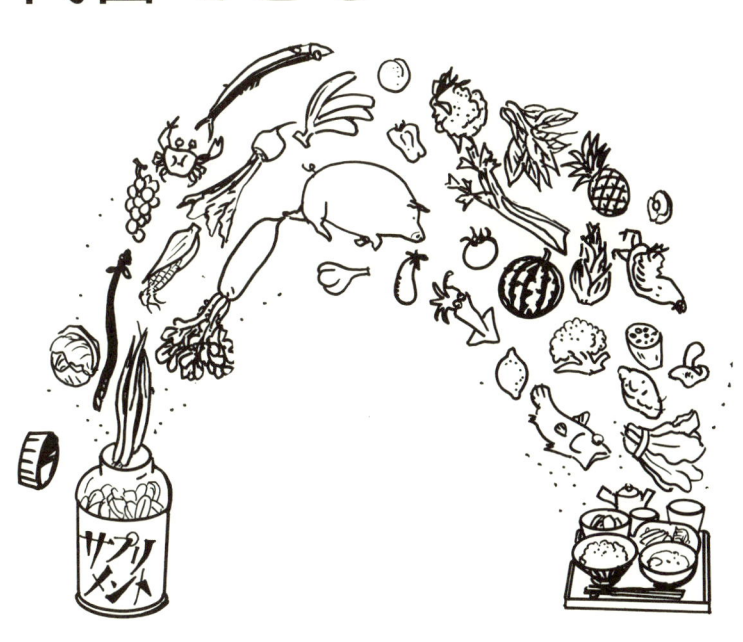

サプリメントは通常の食品から有効な成分を抽出したもの、あるいは民間医薬を改良したものなどです。いずれも私たちの日常食品に量は少ないけれど含まれている成分です。すべての良識ある研究者が主張することですが、市販のサプリメントのすべては日常食品で代替できます。そこで、現在流通している十数万種類のサプリメントを分類して、代替できる食品を**表6**にあげました。

　すべてが日常食品で代替できると書きました。しかし代替が大変困難なものがあります。ビタミンCは野菜・果物・緑茶に豊富に含まれています。それでも、からだの抗酸化能を高く保ってからだの解毒能を維持したり（3「抗酸化」参照）、美肌・美白を考えると（7「美肌・美白」）、野菜を毎日数キログラム摂らなければなりません。また、CoQ10を十分に補給するには、大き目のメザシなら日に6匹、ナスならば1キロ以上といわれています。この量は週に1回くらいならば可能でしょう。しかし毎日は困難です。これらはサプリメントの助けも必要かと思います。

表6. 健康食品・サプリメントの分類と代替できる日常食品

健康食品・サプリメントの分類	うたわれている効能	推測されている有効成分	商品名の一例	代替できる日常食品
微量栄養素補給	ビタミンの補給	ビタミン類 アルファリポ酸	マルチビタミンなど	野菜、果物、茶、海藻、肉、魚介類、穀類などの組合せ
微量栄養素補給	ミネラルの補給	ミネラル（無機質）類	マルチミネラル、こどもカルシウムなど	野菜、果物、海藻など
エイコサノイド食品	頭がよくなる 高血圧予防 ストレス軽減	DHA、EPA	海の脂肪酸 マグロの目玉の脂肪酸	魚介類、海藻全般
抗酸化食品	生活習慣病予防 動脈硬化症予防 認知症予防 老化防止 目によい	ポリフェノール・フラボノイド類、アントシアニン類、テルペン類	青汁、カテキン、クロレラ、セサミン、アスタキサンチン、ブルーベリー	野菜、果物、茶など
内分泌調節	乳がん・子宮・前立腺がん予防 更年期障害防止 骨粗鬆症予防	イソフラボン類	イソフラボン	大豆、葛
腸内環境改善	アレルギー予防 病気予防 美肌	乳酸菌、ビフィズス菌、オリゴ糖	ビフィズス菌・乳酸菌などの	ヨーグルトなど
ファイバー	大腸がん予防 糖尿病予防 コレステロール低減 便秘予防 美肌	食物繊維	ダイエタリーファイバー	野菜、果物、キノコ、海藻、寒天など
免疫賦活食品	がんを治す	ベータグルカン 多糖類	アガリクス 熊笹エキス レイシ	キノコ類、海藻類

血圧降下食品	リラックス 血圧降下	GABAなど	ギャバ	乳酸菌を使った漬物、穀類、トマトなど
コレステロール低下食品	悪玉コレステロールを除く	キトサン、タウリン、フラバノン類	様々な名称がある	野菜果物の食物繊維、イカ、マーマレード、柑橘類
解毒活性強化食品	滋養強壮 元気になる 血液さらさら 肝機能増進	アリールイソチオシアナート類 プレニルフェニールプロパノイド類 クルクミン、アントラキノン類	青汁、ニンニク商品、プロポリス、ウコン、アロエなど	ニンニク、タマネギ、ニラ、ブロッコリー、カレー粉など
強壮食品	元気になる アンチエイジング	CoQ10 L－カルニチン	CoQ10 L－カルニチン ロイヤルゼリーなど	いわし、ナス、タンパク質食品
栄養補給食品	エネルギー補給	タンパク質、脂質、糖質ビタミン類など	バランス栄養食品、酵母エキスなど	日常食品全般
エネルギー補給商品	体力、筋肉がつく	分岐アミノ酸（ロイシン、イソロイシン、バーリン）	プロテイン	肉類、魚介類
細胞養護食品	関節の痛み止 美肌 老化防止 健康増進	コンドロイチン、グルコサミン、ヒアルロン酸、糖類、ビタミン類など	ロイヤルゼリー、コンドロイチン	食品全般を多彩に
やせる商品	やせる	ジアシルグリセロール、カプサンチン、ヒドロキシクエン酸	ギムネマ、カンボジア、低カロリー商品、	トウガラシ、コショウ、ショウガ。 日常生活でカロリー摂取量と運動のバランスに心がける
イメージ商品	美肌	核酸、コラーゲン	コラーゲン、核酸	肉・魚などのゼラチン質

日常食品の方が好ましい

　サプリメントは有効成分を多量に含んでいます。「いいものは多いほうがいい」「効くことはよい」と考えがちですが、本当にそうでしょうか。生命は恒常性で成り立っています。どこにも異常がないときにサプリメント成分を多く摂れば、その作用を受けた体の機能だけが突出します。それに他の機能がついていけずに体の機能不全が起こります。

　一方、体に何らかの異常が生じ始めたときに、それが大事に至る前に消し去ってくれる成分があれば助かります。

　つまり、健康維持成分とは、健康なときには作用せずに、異常が生じ始めたときにだけ作用するのが理想です。普段からサプリメントを多量に摂れば、異常がないのに作用して体の恒常性を崩します。その有効成分を食品から少量ずつ摂るのならば、不要な作用はなく、いざという時だけに効いてくれます。

　本書の26頁の図2を見てください。「食品成分」の場合、食べる量が少なければ栄養失調になります。逆に毎日何キログラムも食べれば過食で病気になります。でも、不足と食べ過ぎの間の安全量の幅が大変広いのです。薬はお医者さんが厳密に処方します。少なければ病気が治らないという意味で危険ですし、多すぎれば副作用で危険で、その幅は大変狭いのです。サプリメントはこの中間です。そして、有効成分を食品として摂れば、食品には食物繊維などの他の成分の作用を邪魔する成分が同時に含まれていますから、体が必要とし

ている以上に過剰に有効成分を取り込みません。
　つまり、毒性が現れにくいのです。サプリメントに頼るよりも、日常食品を知恵を持って組みあわせる方がよいのです。

12
食生活でがん予防

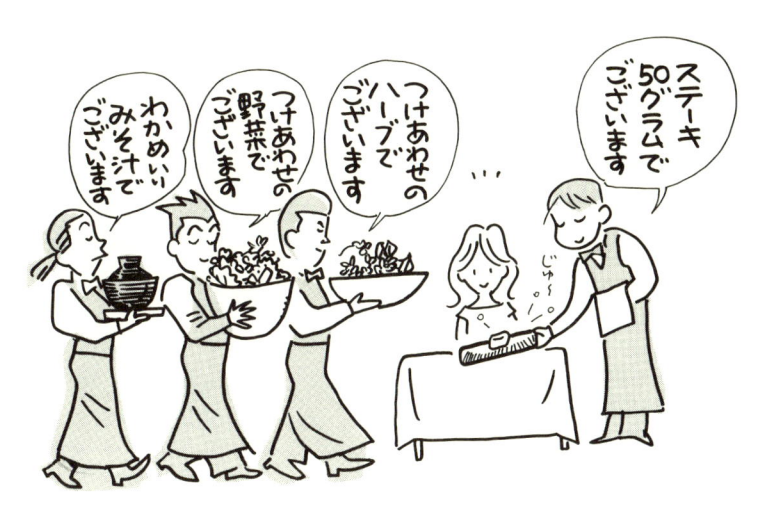

がんの原因を世界中の人を対象にして調べた信頼性が高いデータがあります。それによるともっとも大きな原因は食事、二番目が喫煙、そして感染、性行動、特殊な職業、飲酒の順です。日本のような衛生観念の高い国で生活しており、タバコを吸わない人ならば、がんの原因のほとんどが食事ということになります。この食事が原因するがんの中に、食品添加物や農薬は含まれていません。食品添加物や農薬が原因するがんは、原因の全部を100％とすると、わずかに0.7％です。

　つまり、日常の食生活が知らず知らずのうちにがんの原因になっているのです。ならば、日常食生活に留意すればがんは十分に予防できることになります。それを考えてみましょう。

がんの原因

　がんは遺伝しません。発がんの直接の原因は遺伝子の異常、つまり遺伝子の変異です。遺伝子に変異がおこった場合、ごく稀な特殊な場合を除いて、新しい生命が発生することはできません。変異遺伝子を持つ受精卵は成長する前に死んでしまいますので、変異した遺伝子が親から受精卵を経て子どもに伝わることはありません。

　しかし、よくがんの家系という言葉を聞きます。それは遺伝子が遺伝しているのではなく、その家系の生活習慣、とくに食生活が遺伝、つまり受け継がれているからです。料理の味の濃さ、調理の仕方、好き嫌いによる食生活の偏りなどが親から子に引き継がれているからです。

食品を加熱調理すると必ず発がん物質が生じます（次項参照）。人の大腸内では発がん性がある二次胆汁酸が作られます（本書の6「食物繊維の8つの効能」参照）。これらは避けることができません。しかし、これらの発がん性を抑える成分が植物性食品に多様に含まれています。

　また、濃い塩味は胃がんを促進します。つまり、濃い味を好む食習慣や偏食しがちな食習慣と、うす味で野菜・果物・茶類を多様に摂る食習慣との違いが発がんに深く関係しているのです。

発がん物質

　遺伝子に変異をおこす物質を変異原といいますが、この変異原物質が発がん物質です。そこで、私たちが普段食べる可能性がある変異原物質をあげて、その発がん性の強さを図

図30. 食べる可能性がある物質の発がん性の比較

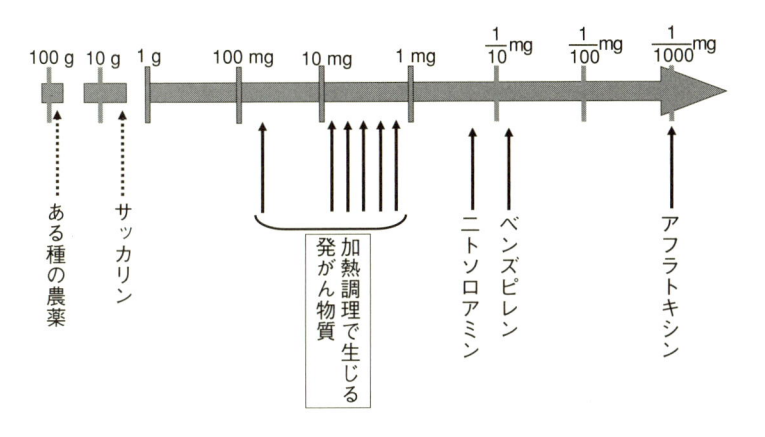

100 g: ある種の農薬
10 g: サッカリン
10 mg〜1 mg: 加熱調理で生じる発がん物質
1/10 mg: ニトロソアミン
1/100 mg: ベンズピレン
1/1000 mg: アフラトキシン

30で比較してみました。

　大きな横向きの矢印の上の数値は、この量を体重1kgあたり毎日食べ続けると5年から20年くらい先に50％くらいの率でがんになるという数値です。例えば右端の1000分の1mgは、体重が60kgの人ならば毎日1000分の60mgを食べ続けるとがんになる可能性が高いということです。これがどれくらいの量かというと、耳かき1杯が約10mgですが、その1600分の1量です。目に見えないほど少量です。地上で一番強い発がん物質のアフラトキシンがこの強さです。

　アフラトキシンは土壌カビが作る天然物です。半世紀昔、イギリスで飼育していた七面鳥10万羽が死にました。輸入したピーナッツを餌にしていたのですが、そのピーナッツがアフラトキシンに汚染されていました。ピーナッツは土の中で成育しますので、殻に土壌が付着しています。輸送は赤道直下の暑いところを通りますが、その高温で土壌中のカビが増え、多量のアフラトキシンを作ったのです。この土壌カビは熱帯地方でしか繁殖しません。また現在は、輸入時に検出するシステムが確立していますから、私たちの口にアフラトキシンが入ることはほとんどありません。

　アフラトキシンの他にも、自然界には強力な発がん性の天然物が多数あります。しかし、日本の食文化はそれを除く知恵を育んでいます。例えば、ワラビはプタキロサイトという発がん物質を含んでいます。日本の食文化では、ワラビは食べる前に必ずあく抜きします。このあく抜きでプタキロサイトは完全に除くことができます。

次に強い発がん物質は排気ガスやタバコの煙に含まれているベンズピレンです。これは都会で生活していれば避けることができませんが、大気中に含まれている物質ですから量はごくわずかです。

　その次に強いのがニトロソアミンです。ニトロソアミンは食品成分同士が消化管の中で反応しあってできる物質ですので、これも避けることはできません。しかし、ニトロソアミンは直接変異原という発がん物質です。直接変異原とは遺伝子に直接作用するほど反応性が高い物質という意味ですが、反応性があまりにも高いために、遺伝子に接近する前に他の成分と反応してしまって壊れてしまいます。ニトロソアミンは人の消化管内でできますが、体内に入る前に消化管内の他の食品成分と反応しあって無害になります。人のがんとは関係がないことが証明されています。

調理発がん物質

　では、何が食事による発がんに深く関わっているのでしょうか。図30の中央に数本の矢印で示したのが、食品を加熱したときにタンパク質が分解してできる調理発がん物質です。発がん性が強いものが17種類見つかっています。加熱調理は、食中毒菌を熱で殺菌しますので、重要な調理法です。加熱調理を避けてはいけません。しかし、タンパク質を含まない食品はありませんので、加熱調理すればどのような食品でも調理発がん物質を生じます。

　昔、おこげの発がん物質とよばれたことがあります。しか

し焦がすと炭化して黒い炭になってしまいます。炭に発がん性はありません（例えば、炭石鹸で洗顔してもがんになりません）。調理発がん物質は90℃以上に加温すればできるので、焦げた箇所ではなく、焦げずに温められた部分に含まれています。その発がん性は、体重60kgの人ならば毎日300mgほど、小さじに15分の1ほどを食べ続けると現れると考えられています。一方、私たちが食べている量は多くなく、その2万から75万分の1と概算されています。

比較のために食品添加物のサッカリンと農薬をあげてみました。甘味料のサッカリンは雄のネズミの膀胱だけにがんを誘発する特殊な物質です。雌のネズミにも、人にも無害であることが証明されています。

また、昔使用されていた農薬には発がん性があるものもありましたが、現在使用されている農薬で発がん性があるものはありません。昔の農薬とサッカリンの発がん性を、調理発がん物質と比較すると、調理発がん物質は毎日耳かき60杯食べればがんになるかもしれません。

ところが、サッカリンや農薬はお茶碗1杯、あるいはどんぶりに1杯を食べ続けなければがんにならないのです。お茶碗1杯は不可能な量ですので、これが先に書いた食品添加物や農薬はほとんど発がんの原因になっていないという理由です。

さて、調理発がん物質は、食べる量は少ないですが、食品を加熱調理する限り毎日一生涯食べ続けるものです。食べ続ければ体内に蓄積して高齢になってから発がんする可能性が

あります。というのは、調理発がん物質は間接変異原だからです。間接変異原というのはそのままでは全く毒性を示さない安定な物質で、壊れることなく体内に吸収されます。そして肝臓でCYP（シップ）という薬物代謝酵素によって酸化されて強力な発がん物質に変わります。

なぜ人の体が発がん物質を作り出すのかというと、肝臓は調理発がん物質のような異物を酸化することでマーキングし、次いで酸化した部分を抱合（ほうごう）という反応で無毒化して尿に排泄しようとします。ところが、はじめの酸化反応と、次の抱合反応の間に1日あまりのずれがあるのです。抱合反応を担う酵素が作られるのに時間がかかるのです。その結果、肝臓細胞内に発がん性の強い酸化物が溜まり、これがその近くにある遺伝子に変異を誘導するのです。サルに調理発がん物質を食べさせた試験で、その酸化物がサルの遺伝子に結合しているのが認められています。調理発がん物質は体の中に溜まらない方がいいのです。食事のごとに、食べた調理発がん物質を無毒化するのが好ましいのです。次項ではその方法を考えてみましょう。

植物性食品のがん予防効果

次頁の図31に、発がんの機構とそれを予防する食品成分をまとめてみました。発がんは発生する臓器や部位で異なり多様で、複雑な機構で進みます。しかし要約すると図31のように簡略にまとめることができます。

正常細胞が変異原によって遺伝子の変異を受けると変異細

図31. 発がんを予防する食品成分

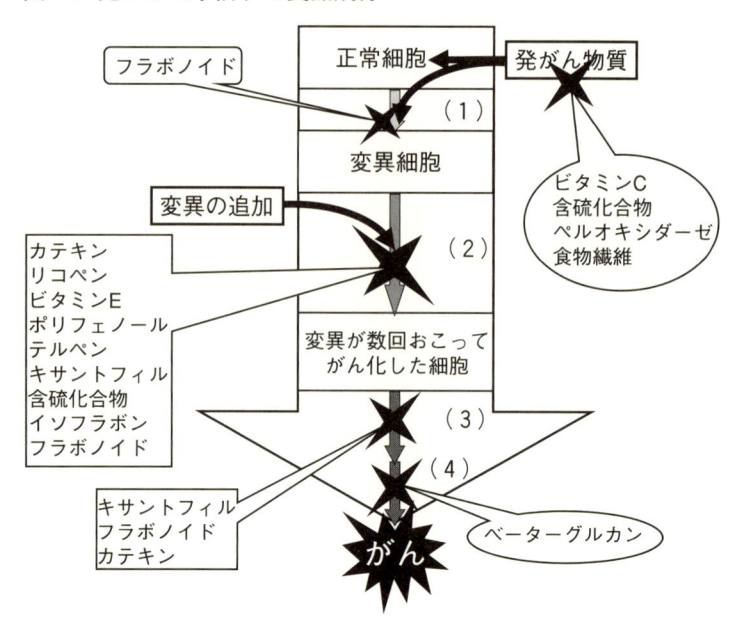

```
                    正常細胞 ←――― 発がん物質
  [フラボノイド]       ★
                      (1)
                    変異細胞
                              ビタミンC
  [変異の追加]                 含硫化合物
                      ★      ペルオキシダーゼ
                     (2)     食物繊維
  カテキン
  リコペン
  ビタミンE
  ポリフェノール     変異が数回おこって
  テルペン          がん化した細胞
  キサントフィル
  含硫化合物            ★
  イソフラボン         (3)
  フラボノイド          ★
                      (4)
  キサントフィル
  フラボノイド        ★がん★    [ベーターグルカン]
  カテキン
```

胞になります。不安定で壊れやすい直接変異原は消化管内で、安定な間接変異原は肝臓などで変異を誘発します。これを発がんの開始段階とよんでいます（図の(1)）。

　しかし、細胞は1回の開始だけではがん細胞になりません。少なくとも3回以上変異がおこらなければがん細胞になりませんが、この追加の変異は体内の物質によって促進されます。これが促進段階です（図の(2)）。

　促進段階を経てがん化した細胞も、まだ深刻ながんではありません。がん化した細胞は激しく細胞分裂を繰り返して数を増します。ところが、ある程度数が増えると細胞が密集し

すぎて酸素不足と栄養素不足に陥ります。そこでがん細胞は酸素と栄養素を補給するために自分たちに専用の血管を作ります（図の(3)）。

このようにして数を増やしたがん細胞は、さらに血管内に出て来てより増殖しやすい新天地を求めて移動します（図の(4)）。これらが発がんの発展段階です。

そこで、それぞれの段階で有効に作用して発がんを予防する科学的に証明されている食品成分を枠内に示しました。聞きなれない名前の成分かもしれませんが、いずれも日常食品の成分です。そしてすべて、野菜、果物、茶などの植物性食品の成分です。これらを順次もう少し詳しく見てみましょう。

発がん物質を消す食品成分

図31の右肩の発がん物質のところのバツ印とそれに付した食品成分名は、その食品成分が消化管の中で発がん物質を消してくれるという意味です。野菜、果物、緑茶に豊富に含まれるビタミンCは強力な還元剤で、ニトロソアミンなどの直接変異原をほぼ完全に分解します。

含硫化合物とは広く野菜類に含まれているグルタチオンという成分と、タマネギの涙が出る成分やニンニクの臭みの成分であるチオシアネート類のことです。これらもビタミンCと同じ作用をもっています。

ペルオキシダーゼとは、わさびやダイコンにピリ辛さを与えている酵素ですが、新鮮なペルオキシダーゼは発がん物質を酸化分解します。また、野菜、果物の食物繊維は発がん物

質を吸着して便に排泄します（本書の6「食物繊維の8つの効能」参照）。

このようにして口の中や消化管の中で発がん物質を消してしまえば、それらは体の中に吸収されることはありませんので、発がんのリスクは大きく軽減されます。ところが、調理発がん物質のような間接変異原は消化管内で分解されることなく体の中に入り、曲がった矢印で示したように、発がんを開始します。しかしそれを抑える食品成分もあります。

発がんの開始段階を抑える食品成分

体内に入ってきた調理発がん物質は肝臓細胞内で代謝されて強い発がん物質になり、その細胞の遺伝子に変異を誘発し

表7. 肉、魚、大豆などのタンパク質食品を加熱調理したときに生じる調理発がん物質が遺伝子に誘発する変異を5gの野菜が抑える強さ

野菜類	抑える率（%）	ハーブ類	抑える率（%）
うど	18	オレガノ	100
えんどう豆	35	木の芽	99
キャベツ	22	クレソン	62
ごぼう	33	せり	70
たけのこ	27	月桂樹	83
トマト	7	山椒	75
ナス	21	生姜	69
にら	79	セイジ	82
ニンジン	34	タイム	100
ピーマン	38	パセリ	21
ブロッコリー	79	ペパーミント	79
みつば	62	みょうが	37
レタス	40	めたで	96
わけぎ	5	ローズマリー	83

ます。そこで、調理発がん物質が誘発する変異を、野菜の成分がどの程度抑えるかを測定してみました（**表7**）。これは、肉、魚、大豆などタンパク質を豊富に含む食品100gを90℃以上に加熱したときに生じる調理発がん物質を、遺伝子の変異が敏感に測定できる菌に与えて変異をおこさせ、そのときに同時に野菜の成分を加えると菌の変異を何％抑えることができたかを測定したものです。野菜は5gを用い、人の体内に吸収される成分を抽出して用いました。

　その結果、例えば左の列のキャベツを見てみますと、生のキャベツ5gの成分は100gの調理タンパク質が原因する変異を22％抑えています。仮に、その5倍量の25gのキャベツならばほぼ100％抑えるだろうと予測できます。もちろんこれは試験管内の測定結果で、そのまま人の食生活に適用できません。しかし、可能性として期待できます。

　そして最近になって、野菜やハーブに含まれる有効成分がいずれもフラボノイドとよばれる一群の成分であることが明らかになり、変異を抑える機構も明らかになりました。フラボノイドはCYP酵素の活性を抑えます。つまり、抱合酵素が調理発がん物質を無毒化できるようになるまでCYP酵素による調理発がん物質の酸化を遅らせるのです（本書の5「生活習慣病予防」参照）。

　昔は、肉を食べるときは、それと同じ量あるいはそれ以上の野菜を食べなさい、と教えられました。近代科学が解明する前に、昔の日本人は経験的に知っていたのです。日本の食文化はすばらしいです。

ところで、**表7**には野菜14種類とハーブ14種類の数値しか載せていませんが、実際には約300種類の食用植物を測定しました。その結果を平均すると、野菜類が変異を抑える活性はおおよそ35％で、ハーブ類は75％です。ハーブ類の方が相対的に強い抑制効果を示しています。これは、品種改良で食べやすい植物にするとフラボノイド含量が減るからだと考えられます。現在の野菜は長い間の品種改良を経ています。一方、ハーブ類はまだ野生に近く、植物自身が自然界の様々な外敵から身を護るために、その作用を持っているフラボノイドを多量に作る能力を残しているのだと思われます。

　つまり、ステーキや焼き魚を食べるときは野菜ならばたっぷりと、クレソンや木の芽などのハーブならば葉の数枚を添えればいいのです。

発がんの促進段階を抑える食品成分

　図31の発がんの(2)の段階は、活性酸素、ステロイドホルモン、プロスタグランジンなどで促進されます。活性酸素は遺伝子を酸化することで、遺伝子に追加の変異をおこします。これに対して、緑茶に豊富に含まれているカテキンは、顕著に活性酸素を消去します（本書の3「抗酸化食品」参照）。

　トマトに豊富なリコペンも同様に強い活性酸素消去能を持っています。人でその効果を証明したデータがあります。重症の肝硬変の患者さんは、5年後にその半数が肝臓がんになります。そこで46名の患者さんにトマト1個分の成分を、残りの45名の患者さんには色は似ているがリコペンを含まな

い偽薬を毎日服用してもらいました。そして経過を見ました。偽薬を飲んでいた患者さんは4年後に予測どおり半数近い人が肝臓がんになってしまいました。ところがトマトの成分を服用していた患者さんは16％の人しかがんになりませんでした。これだけ劇的に効く成分は医薬の中にもありません。

　さらに、リコペンが強力な抗酸化剤であることは科学的にも経験的にも証明されています。例えば、アルコールの飲みすぎで肝臓のアルコール処理能力が弱り、肝細胞に活性酸素が多く蓄積したときに、トマトを食べると活性酸素を除去して肝傷害を軽減します。

　ビタミンEはいろいろな野菜に含まれています。また、その植物を食べる動物にも含まれています。ビタミンEは少量でも強力な抗酸化剤です（本書の3「抗酸化食品」参照）。

　ポリフェノール類の中でもっとも活性酸素消去能が高いのは緑茶のカテキンです。赤や紫の色素のアントシアニンも強い効果を示します。テルペンの代表はゴマのセサミンです。キサントフィルとはカロテノイドの仲間で、柑橘類の黄色のベータークリプトキサンチン、緑黄色野菜のゼアキサンチン、昆布やわかめのフコキサンチン、紅藻が作るアスタキサンチン（紅鮭はこれを食べて紅色になります）などです。

　一方、含硫化合物は人の体に抗酸化酵素を作り出すようにはたらきかけ、人の体の活性酸素消去能を高めます。その代表例が、ブロッコリーのスプラウトに含まれているスルホラファンです。もちろん、ニンニク、タマネギ、ニラの含硫化合物も同じ活性を持っています。

ステロイドホルモンとは性ホルモンなどですが、それによる発がん促進とは性ホルモンの分泌が不規則になることによるものです。女性ホルモンの分泌異常で乳がんや子宮がんが、男性ホルモンの分泌異常で前立腺がんなどが促進されます。また、骨粗鬆症や更年期障害も同じ機構でおこります。

　大豆、葛、イナゴ豆、牧草のアルファルファに豊富に含まれるイソフラボンは性ホルモンのはたらきを助けて顕著にがんを予防します。イソフラボンのがん予防作用は科学的に詳しく解明されていますが、その研究の発端は、日本など東アジアの人は世界平均の10倍量の大豆製品を食べており、乳がん、前立腺がん、子宮がんによる死亡率と骨粗鬆症の発生率が世界平均の7分の1だという事実からでした。

　プロスタグランジンは血管を局所的に収縮させたり、逆に弛緩させたり、炎症修復の指示を出したりするなど、重要な生体成分です（本書の2「脂肪酸の力」参照）。しかし、一部のプロスタグランジンは細胞の代謝活性を活発にすることでがん化を促進します。この悪い作用のプロスタグランジンを作る酵素がありますが、フラボノイドはその酵素活性を顕著に抑えます。結果としてがんを予防すると考えられています。

発展段階を抑える食品成分

　発がん発展段階は、がん化した細胞が激しく増殖する段階、がん細胞専用の血管が作られる段階、がん細胞が血管内に出て別の場所へ移動しようとする段階に分けることができま

す。激しく増殖するというのは、健常な体では細胞を新しく更新するために数ヵ月から2年に1回細胞分裂しますが、がん化した細胞は26時間に1回細胞分裂をして増え続けます。約1日で数が2倍、2日で4倍、3日で16倍となるのですが、1ヵ月でどれくらいになるか想像してみてください。これががんの恐さです。

　もちろん増殖するか否かというチェックポイントが細胞に備わっています。このチェックポイントの制御能を無効にしてしまうのがオンコジーンとよばれるがん遺伝子の異常です。このチェックポイントを有効に戻す作用がある食品成分がいくつか見つかっています。数種類のフラボノイドとキサントフィルのフコキサンチンです。とくに昆布やわかめに豊富に含まれるフコキサンチンは、がん細胞の増殖を止め、さらにそれをアポトーシスという細胞自殺に導いて、消去してしまう作用を持っています。

　ところで、細胞分裂を止めたり、細胞を自殺に導く作用は、正常な体の細胞にも作用してアポトーシスを誘導するのではないかという懸念があるかもしれませんが、それはほとんどありません。

　上述したように、がん化した細胞の分裂速度は正常細胞の約500倍です。つまりエネルギー源とするために様々な成分を正常細胞の500倍の速度で取り込んでいます。フコキサンチンも500倍の速度でがん化した細胞に集まります。体の中にがん化した細胞があれば、食べたフコキサンチンのほとんどがその細胞に集まるわけです。そして知らないうちにがん

細胞はアポトーシスで消えています。

　がん細胞が別の場所に移るという発展段階では、がん細胞が必ず血液中に出てきます。私たちの血液中には悪い細胞を捕まえるお巡りさんのような役割を果たす白血球がいます。その白血球はがん細胞や病原菌を探し出して捕まえ、殺して消化してしまいます。

　ところが、広いからだの中で、少ない数の白血球では色々な血液細胞の中にまぎれこんだがん細胞を見つけ出すのは容易ではありません。見逃すことが多いですし、見つけて捕まえたとしても、相手は活発に増殖できるほど元気のよいがん細胞ですから、強力な武器を持っていないと逃してしまうことがあります。そこで、白血球の数を増やす、白血球に強力な武器を与える、という二つがあればよいわけです。

　白血球の数を増す作用をマイトジェン活性（細胞の分裂促進活性）、強力な武器を持つことを免疫賦活活性とよんでいます。もちろんこのような作用を持つ医薬はあります。しかし、医薬は効果が強すぎて、白血球の数が増えすぎたり、武器が強力すぎて、体の正常な細胞をも次々と殺してしまうという強い副作用があります。

　一方、食品成分の場合は効果が温和で、わずかしか白血球を増やしませんし、武器も少しだけ強力にします。さらに好都合なことに、この作用を持っている食品成分は体内に吸収されないものが多いのです。体内に吸収されませんから副作用を心配することはありません。そして、消化管の中で消化管の表面細胞にはたらきかけて、間接的に体内の白血球の活

性を上げるのです。これは、乳酸菌などのプロバイオティクスの作用に似ています（本書の6「食物繊維の8つの効能」参照）。

体内吸収されずにマイトジェン活性と免疫賦活活性を示す食品成分は、ベーターグルカンなどの食物繊維です。とくに、キノコと海藻の食物繊維が有効です。シイタケのレンチナン、昆布、メカブ、ワカメに含まれているフコイダンの作用がよく解明されています。粘々成分が多いおくらやモズクも同じ作用を持っています。

このように整理するととくに強いがん予防作用を示すのは、フコキサンチンやフコイダンを豊富に含む海藻だと思われます。海藻を好んで食べる日本人が世界一の長寿で、昆布をよく食べていた沖縄の人が最近まで日本一長寿であったことと、科学的ではありませんが、符合しているように思えます。

13

何をどれだけ食べればよいのか

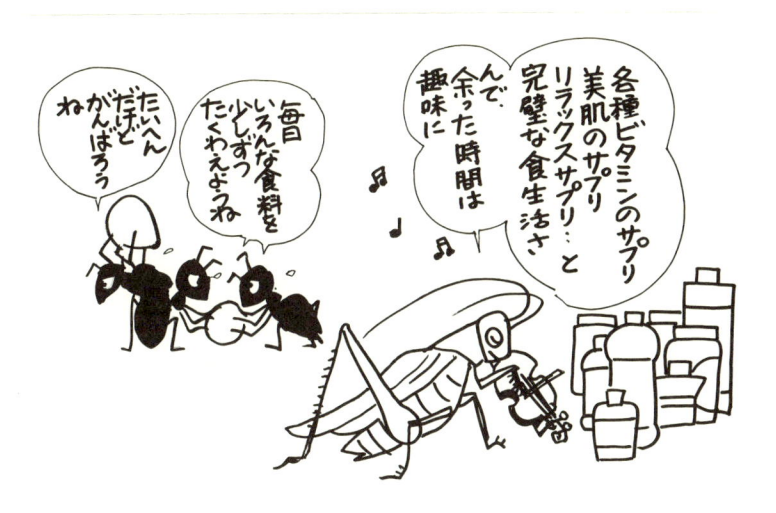

ここまでお読みいただきご理解いただけたと思います。サプリメントでなければ量的に充たせないものもありますが、サプリだけに頼っていると、ビタミンのサプリ、美肌サプリ、リラックスサプリなどなど、毎日何十本ものサプリを飲まなければなりません。しかし、食品ならば、一つの野菜がビタミン、ミネラル、食物繊維、さらに病気を予防する機能性成分を同時に含んでいます。日常の食事で多彩に野菜を食べるだけでいいのです。

　それでもサプリの方が手軽でいいという方がいるかもしれません。しかし、サプリでは人に大切な「噛む」という動作が欠けます。「噛む」という動作は上あごと下あごを激しく動かします。口を動かせば動かすほどホルモンの分泌バランスがよくなって体の恒常性を維持します（本書の6「食物繊維の8つの効能」参照）。

　サプリメントよりも食物の方がいいのは判っていただけたと思います。しかし、どのような食べ物をどれくらいの量、毎日食べればいいのかという悩みが出てきます。昔から言われているのは、多様に、まんべんなく、適量ずつ、日に30種類以上の食品を摂ることです。

　では、この食品とは何か、適量ずつと言うが一枚の葉菜でも効くのか、などが疑問になります。

　次に、個々の食品の機能性成分の含有量から、1種類とカウントできる食品の量を考えてみようと思います。

機能性成分は非栄養素

　サプリメントの有効成分である機能性成分は、ほとんどが非栄養素です。非栄養素というと役に立たないものと思われるかもしれませんが、そうではありません。非栄養素だからこそ栄養素とは違った経路で代謝され、副作用なくからだに好ましい効果を示します。

　そこで栄養素と非栄養素の違いを理解するためにそれぞれを定義してみます。栄養学では糖質、脂質、タンパク質を栄養素としています。これを科学的に定義しますと、栄養素とは「消化吸収されてからだの構成成分になるが、最終的にはエネルギー代謝されてATPエネルギーをつくることができる食品成分」となります。

　一方、非栄養素は「エネルギー代謝されないもの、ATPエネルギーをつくることができない食品成分」です。非栄養素とはどのような成分かというと、154頁の図31にあげた成分名が日常食品に含まれる非栄養素のほぼすべてを網羅しています。もちろん細かく分けるとポリフェノールには270万種類もあり、テルペンも数万種類あります。これらの非栄養素は、消化吸収された後の代謝経路が栄養素と大きく異なります。そしてその違いが、機能性を発揮するために重要な意味を持っています。

　栄養素は体の中では、エネルギーをつくるために代謝されて、最終的には炭酸ガスと水に分解されてしまいます。非栄養素はエネルギー代謝されませんので、分解されることはあ

りません。しかし非栄養素は消化吸収時に腸の表面細胞で代謝を受けます。その代謝は抱合（ほうごう）という機能性を失わせる反応です。それを図32にまとめてみました。

波のような形の細胞が腸の表面細胞です。図の上側が食物が消化される消化管の中（管腔（かんくう））です。下側が血液が流れている体内と考えてください。ここではポリフェノールの体内吸収を例にあげました。体内吸収の機構は、抱合という反応を受けないものもありますが、非栄養素の体内吸収はおおよそ同じです。

私たちが食べているポリフェノールは多くの場合、アグリコンとよぶポリフェノールの骨格に糖がついた形をしています。機能性を示すのはアグリコン部分で、糖がつくと機能性

図32. 機能性非栄養素の体内吸収

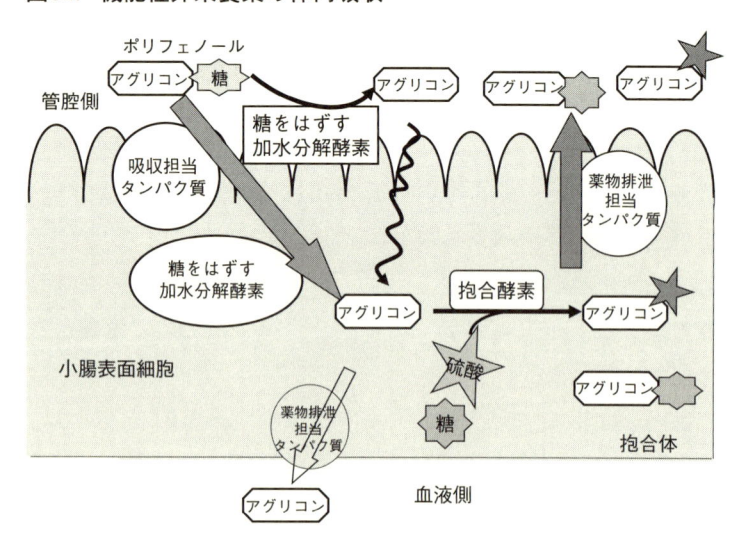

は大きく下がるかあるいは全くなくなります。糖がついていないアグリコンとして体内に存在すれば様々な機能性が期待できるのですが、それを見てみましょう。

　吸収経路は二つあります。一つは糖がついたまま、糖吸収を担当するタンパク質（このタンパク質の正確な名前は「ナトリウム依存性グルコース輸送担体」）が小腸細胞内に運びます。そして速やかに、糖を加水分解で外す酵素（ベータグルコシダーゼ）がアグリコンにします。もう一つの経路では、小腸表面に分散している酵素（乳糖フロリジン加水分解酵素）で糖が外されてアグリコンとして細胞内に吸収されます。いずれにしても、食べたポリフェノールは小腸細胞内では一時的に、機能性を示す有効な形態のアグリコンとして存在します。

　しかし、アグリコンは速やかに小腸細胞内の抱合酵素（UDPグルクロン酸・硫酸転移酵素）で抱合され、グルクロン酸という糖または硫酸の抱合体になります。そしてほぼすべてが薬物排泄担当タンパク質（多剤耐性関連タンパク質）の2型で管腔側、つまり糞便側に捨てられます。ごく一部だけが薬物排泄担当タンパク質の1型で血液に放出されます。

　難しいことを書いてすみません。言いたいことは、機能性の非栄養素は、機能を示す有効なアグリコンの形態では私たちの体内にはほとんど入ってこないということです。体内に吸収されるのはどれだけ少ない量なのか、なぜ速やかにほとんどが排泄されてしまうのか、その意味をもう少し深く考えてみます。

機能性成分の体内寿命

　ポリフェノールなど、機能性の非栄養素の吸収を人で調べたデータがたくさんあります。それをまとめますと**表8**のようになります。1)の「いくらたくさん食べても体内濃度は低い」というのは、**図32**で示しましたように、小腸細胞から抱合体を排泄する薬物排泄担当タンパク質は、いくらでも抱合体を排泄できるので、排泄担当タンパク質が感知できなかった少ない量だけしか体内に残りません。その少ない濃度はポリフェノールの種類によって異なりますが、緑茶カテキンは高く、約1.5マイクロモルです。ブルーベリーのアントシアニンなどは低く、100から5ナノモルです（ナノはマイ

表8. 機能性の非栄養素の人体内での運命

1) いくらたくさん食べても体内濃度は血液1リットル当たり1.5マイクロモル以下、多くの場合100から5ナノモル程度
2) 体内の存在形態は機能性を示さない抱合体で、その50分の1あるいは100分の1量が機能性を示す形態
3) 食べたのち9時間から25時間でほとんどが尿に排泄される
4) 体内での最大濃度が半分の濃度に下がるまでの時間「体内半減期」は2時間から長いもので23時間

⇩

5) 人にとって機能性の非栄養素とは、速やかに抱合・排泄されて体内に蓄積しないので、副作用をあらわすことがない安全な成分である
6) 機能性の非栄養素を適切に食べれば病気予防が可能
7) 機能性を期待するならば血中濃度を維持するために毎日食べ続ける必要がある

クロの1000分の1）。これがどの程度の濃度かいうと、カテキンの1.5マイクロモルで血液1リットル中に約0.67mgで、人の血中ブドウ糖濃度（血糖値）が1リットル中に1gですから、その約1500分の1です。ブドウ糖は人に必須の成分です。その1500分の1というのは、体にはあまり必要がない成分だという意味です。

さらに、体内に存在する機能性成分のほとんどが抱合体で、2)機能性を示すことができるアグリコンの濃度はその50から100分の1です。そして、3)食べた後の1日以内にほとんどが排泄されてしまいます。その排泄速度を比較する目安が4)の「体内半減期」です。機能性ポリフェノールの体内半減期は2時間から23時間です。

ところで、栄養成分のアミノ酸の半減期が80日から120日です。栄養素の体内寿命と比較すると、栄養素は日単位、非栄養素のポリフェノールは時間単位、非栄養素がいかに早く排泄されるかが判ります。これらを考え合わせると、5)機能性の非栄養素は人にとっては不要な成分で、食べてもすぐに捨てられてしまいます。

しかし、逆に考えると、捨てる代謝系がしっかりと成立しているので、その成分は体内に蓄積することがない、蓄積しなければ副作用がない、ということになります。つまり、都合がいいときだけ、体のどこかに異常が生じたときだけ利用される成分と思えます。異常というのは、例えば増殖速度が正常細胞よりも500倍速いがん細胞などです（本書の12「食生活でのがん予防」参照）。健常なときには排泄されてし

まうので体に負担がなく、異常なときに効果を示す好都合な成分です。つまり、6)機能性の非栄養素で病気予防は可能です。

野菜・果物・茶を毎日

機能性の非栄養素はすぐに体外に排泄されてしまいます。からだの中にないのならば効果はないのではないかという意見がありますが、これは風邪薬のような医薬を思い出していただければ判ると思います。医薬もすぐに排泄されるので1日3回毎食後に服用するように言われます。体に蓄積されないから副作用が低い、しかし血中濃度をある程度維持しなければ風邪は治らないので、先に飲んだ薬が体外に捨てられてしまうまでに次を服用するのです。食品の機能性非栄養素の場合も同様です。排泄が早いものでは2時間で体内濃度が半分になります、遅いものでも23時間です。平均すればおおよそ1日に1回摂ればよいと思えます。

もちろん、1種類の野菜ですべての機能性成分が補給できるわけではありませんので、多様に摂る必要はあります。できるだけ3食に野菜や果物を副食として添えるのが好ましく、緑茶は1日1回以上飲むのが好ましいと思えます。

1日30種類の意味

野菜、果物、緑茶の1種類だけではとても体の健常の維持に必要な機能性成分を網羅することはできません。また、機能性成分は蓄積しないので副作用はないと書きましたが、悪

い作用を全く持っていないという意味ではありません。

　例えば、抗酸化作用が強い成分は、抗酸化能を示した後は、自身は活性酸素の発生剤になります。これはそれほど強い作用ではありませんので、副作用というほどではありませんが、できればこの活性酸素発生剤も消去した方がよいのです。

　すると、機能性成分を食べる、それが機能を発揮した後は一部が悪い成分に変わる、ならば別の機能性成分でその悪い部分を除くのが理想という図式になります。これが1日30種類の根拠です。

　具体的に書きますと、体にエネルギーを供給するために人は糖を食べなければなりません。糖はミトコンドリアで代謝されてエネルギーを作りますが、そのときにどうしても活性酸素が発生します。発生した活性酸素を消去するにはビタミンC、ビタミンE、ポリフェノールなどの抗酸化剤が必要です（本書の3「抗酸化食品」参照）。しかし、これらも抗酸化作用を示すと酸化して壊れます。壊れた酸化形のビタミンをもとのビタミンに戻すには糖が作り出したエネルギーが要ります。壊れたポリフェノールを体外に捨てるためにも抱合体を作る糖とエネルギーが必要です。だから糖を食べますという図式です。健常とは、この循環の図式をスムーズに回転させて恒常性を保つという意味です。1日30種類の食品を食べることには大きな意義があります。

おいしいものを少しずつ多彩に

　では、何が1種類なのか、葉1枚も1種類か、醤油の1滴も

1種類かということを考えてみます。その食品に機能性成分がどの程度の濃度で含まれているかが判断基準です。筆者は数百種類の食品の機能性成分含量を測定しました。そのすべてではありませんが、www.nihn.go.jp/FFF/に公開されています。

本書の12「食生活でのがん予防」の中に書きましたように、香りの強いハーブ類や、刺激の強いニンニク、ニラ、タマネギ、ネギ類は、キャベツやレタスなどの一般野菜類よりも数倍から数十倍量の機能性成分を含んでいます。機能性成分が多いものは少量で1種類としてよく、シソならば1枚かそれ以上、ニンニクならば1片、ネギやニラは1本以上、タマネギは4分の1個以上を1種類と数えていいと思います。

図33のピラミッドを見てください。ピラミッドの上段の食物が少量で1種類です。緑茶は1煎分です。ベーターグルカン給源のキノコや海藻などは、グルカンが消化管細胞を刺激すればよいので、10gほど以上ならば1種類。

中段の野菜果物類は25g以上で1種類でしょう。下段の食物のうち、上の段の豆腐は4分の1丁以上、卵は1個、納豆はおおよそ15g以上が1種類。魚、肉類と牛乳はタンパク質、脂質やカルシウムの給源と考えてそれぞれおおよそ80gが1種類でしょう。貝類とイカは、魚と別に数えて1種類です。最下段の糖質供給源は栄養素は豊富ですが機能性成分をあまり含んでいません。エネルギーの供給源ですので、ご飯ならば1膳、パンならば1枚、うどんやラーメンは半麺、ジャガイモやサツマイモ（小さめ）ならば1個以上を1種類とすれ

図33. 食生活ピラミッド

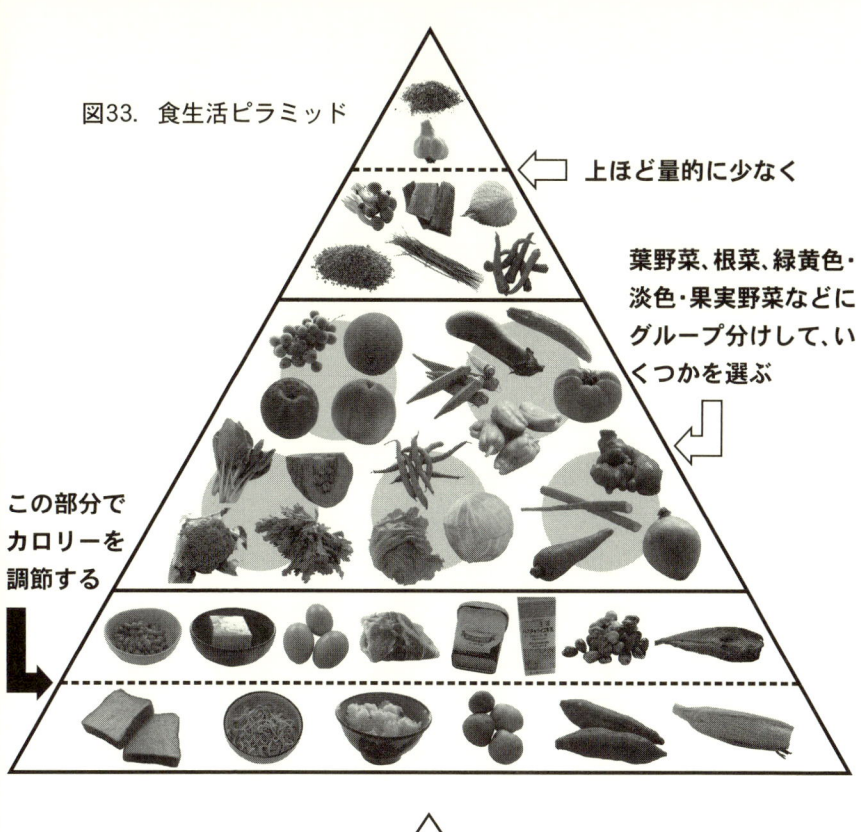

⇐ 上ほど量的に少なく

葉野菜、根菜、緑黄色・淡色・果実野菜などにグループ分けして、いくつかを選ぶ

この部分でカロリーを調節する

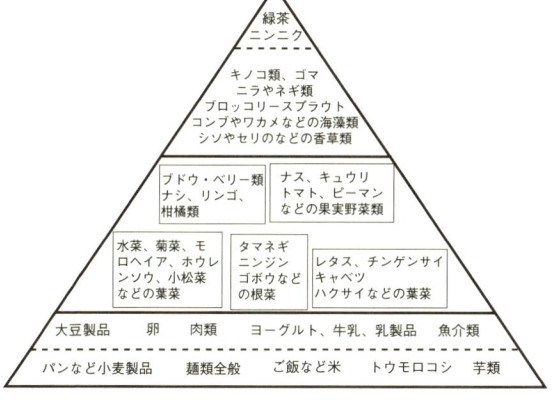

緑茶
ニンニク
キノコ類、ゴマ
ニラやネギ類
ブロッコリースプラウト
コンブやワカメなどの海藻類
シソやセリのなどの香草類

| ブドウ・ベリー類 ナシ、リンゴ、柑橘類 | ナス、キュウリ トマト、ピーマン などの果実野菜類 |

| 水菜、菊菜、モロヘイア、ホウレンソウ、小松菜などの葉菜 | タマネギ ニンジン ゴボウなどの根菜 | レタス、チンゲンサイ キャベツ ハクサイなどの葉菜 |

| 大豆製品 | 卵 | 肉類 | ヨーグルト、牛乳、乳製品 | 魚介類 |

| パンなど小麦製品 | 麺類全般 | ご飯など米 | トウモロコシ | 芋類 |

ばいいと思います。調味料の胡椒、唐辛子、わさびなどは機能性成分が濃い食品ですから、その味を感じることができる程度の量ならば1種類でいいと思います。

醤油の機能性成分はイソフラボンやメイラード反応産物ですが、1滴ではだめです。かといって多量では塩分のとりすぎです。醤油は数えずに同じ成分を含むお味噌汁で代用するのがいいでしょう。嗜好飲料のコーヒーやジュース類は1杯を1種類と数えていいと思います。

気をつけていただきたいことがあります。どのような食物でも、機能性成分のほとんどは皮あるいは皮に近い部分に含まれています。例えばリンゴは、皮をむいてしまいますと、栄養素は含んでいますが機能性の非栄養素は含んでいない果肉になります。リンゴは皮ごと食べて1種類です。ぶどうや豆類も同様です。ジャガイモやサツマイモはよく洗えば皮ごと食べることができます。でも柑橘類やバナナは無理ですね。ものによりますが、食物はできるだけ捨てる部分を少なく、が理想だと思います。

これらを組み合あわせて1日30種類を献立するのですが、どれだけ摂ればいいのかなど細かいことを考えていると、ストレスがかかり、美味しくも楽しくもありません。毎日食べたものを食事記録として付ける習慣をつくれば、いつの間にか30種類が達成できると思います。

健康ピラミッド

もう一度**図**33を見てください。健康寿命を維持するため

の食生活の一案をピラミッドにしてみました。最下段を点線で二つに分けました。点線の下の段は糖質を供給する食品です。つまりエネルギーの給源です。点線の上はエネルギー源にもなりますが、からだをつくるタンパク質や、細胞膜をつくる脂肪酸の給源です。タンパク質と、海と陸の脂質をバランスよく適量に摂ります。その結果1日のカロリー量が不足していれば、その不足分を点線から下の糖質の給源、米、パン、麺類、芋類などで補います。糖質の給源ならば何でもかまいません。もちろん1種類でも結構です。

中段は植物性食品です。これらはカロリー量を気にせずにできるだけ多彩に、そして多く摂るように心がけます。図では果物類、果実野菜類、色の濃い葉菜類、淡い葉菜類、根菜類とグループ分けしました。このグループから毎日2種類ほどずつを選び出し、それらを組合せて食卓に乗せれば、飽きが来ずに「毎日30種類の食品」を果たせます。

その上の段が、いわゆるサプリメントの素材とされる健康成分を含む食品です。点線で最上段とその下に分けましたが、最上段は緑茶とニンニクです。とくに緑茶は二重丸の食品です。しかし、「良い」からといって多量に摂っても意味はありません。毎日少量ずつ、茶葉にしてせいぜい10g、ニンニクは1片でしょう。点線の下は摂る量はもう少し多い方がいいという食品です。キノコ類、海藻類、ハーブ類、ゴマ、匂いのあるネギ類、ピーマン類などです。

もっとも重要なことはこのピラミッドは決して逆さにしてはならないということです。最上段の緑茶やニンニクだけで

は健康は維持できません。あくまで最下段の糖質や肉や魚介類が充たされてはじめて2段目も最上段も効きます。車と同じです。糖質はガソリンです。2段目の植物性食品はエンジンオイルでしょう。最上段はタイヤの空気圧などでしょう。いかに車をきれいにして整備しても、ガソリンがなくては車は動きません。エンジンオイルが充たされてなければ途中で壊れます。ヒトの食生活も同じです。活動できるからだをつくるための素材とエネルギー源を十分に充たしてはじめて、それを利用するためのビタミン・ミネラルが生き、さらにその上にエネルギーの利用を長続きさせるためのポリフェノールなどが役に立つのです。

　ピラミッドは絶対に逆さにできません。健康食品では健康になりません。基礎から順に充たしてはじめて健康を築くことができます。

　ところで、ピラミッドの食品を組み合わせて1日30種類を献立するのですが、食事の基本は、気の合う家族や仲間と、美味しく楽しくです。1日30種類という数だけを頭におき、できるだけ野菜を摂るように努力し、美味しいものを少しずつ多彩に「日々多彩な植物性食品」というのが一番だと思います。日々を楽しみましょう。

あとがき

　本書は、筆者の39年間の研究成果、他の研究者との痛烈な議論、そして約2万件の学術論文から得た信頼できる情報に基づいて書きました。

　学術論文とは、世界的に認められた国際科学誌に審査を経て掲載された英文論文です。そしてさらにそれらを精査して信頼できる論文だけを選別しました。その数が約2万です。そこには日本語で書かれた論文は含めていません。日本語の論文はその内容を世界の評価に曝していないからです。また、日本語の論文は論拠を国際誌の英文論文に拠っています。いわゆる又聞きで、著者の解釈が加わっているからです。

　これらの科学情報を、筆者はまず拙著（共著）「栄養機能化学」「機能性食品の事典」「食品大百科事典」（以上、朝倉書店）、「がん予防食品の開発」「がん予防食品開発の新展開」「植物ポリフェノール含有素材の開発」（以上、シーエムシー）などにまとめました。

　しかし、科学情報は化学式や酵素名などをあまりご存じない方には難解です。また科学には「事実を示す。しかし一部の事実の紹介ですべての事実ではなく、さらにその事実が何を意味するのかという真実は語らない」という欠点があります。一例が本書の10に書いた必須アミノ酸です。科学は必須アミノ酸を明らかにしたが、それを現実の人に適用すると意味不明になるという一例です。

そこで、できるだけ判りやすく、身近な例を加えながら書き直し、2008年の6月から2009年12月までコープこうべ商品検査センターHPの検査センター通信に連載しました。本書は、それにさらに様々なデータと情報を追加し、加筆して、ほぼ全面的に編集しなおしたものです。

　食は人にとって最も重要な基本課題です。しかし科学的に解明されていないことの方が多く、「機能性があるというが、だからどうなのだ」という疑問ばかりが残ります。これを判りやすくするには、その科学事実に関連する事実を積み重ねて人につながる事象に類推していかなければなりません。「食の安全と安心」がいい例です。食の安全と食の安心は全く次元が異なる課題です。「安全」は科学的な安全性試験データを用意して消費者を納得させようとするものです。

　しかし、事故は起きますし、消費者はいくら安全と繰り返されても「安心」しません。「安心」は自分から進んで納得するものだからです。昔から食べているから安心、自分で作ったものだから安心、です。このような「安心」は科学ではないと言う人がいますが、科学は数値で表される一部の事実だけを指摘しているのであって、その事実を積み重ねるとどのような真実が現れるかを示唆しません。

　食の安心は人に適応してはじめて真実になるのですが、現代科学では100年近い寿命を持つ人という生命体で実証する実験手法を持ちません。つまり、人で安心につながる「安全」を証明する科学的手段はないのです。

　しかし、押し付けられる科学的「安全」に対抗するために

は、「安心」も科学で対抗しなければなりません。「安心」を証明できない物質は「不安」だから「ダメ」という論理に対抗するためには科学事実を重ねた論理で「安心」につながる類推をする必要があります。「歴史」という手法を使えば「人が食べ続けてきた食経験」という科学に変換できます。

つまり、数百年前から食べているから安心、自分で作ったから余分な成分が入っていないので安心、です。動物での安全性試験ではなく、歴史という過程で人で試験されていたという事実を示せばそれは科学的証明です。そして事実、昔から食べ続けている食物は人の健康を害せず、日本人は世界一の長寿です。本書でこの論理を用いた箇所がいくつかあります。筆者が長年の研究で集積した事実を筆者が正しいと思っている論理で類推しました。そして「うそ」「ほんと」の結論につなげ、正しいと思っている論理を本文で説明しました。

書き上げた後、何人かの方に見ていただき「難しすぎます」などの批判をいただき、さらに書き直しました。コープこうべ商品検査センターの相神ゆり様に御礼申し上げます。何度も読み返してくださった筆者の美人秘書、錦宏実さんに深謝。そして、もっとも厳しい批判者の家人に心から感謝します。

本書のキーワードは「日々多彩な植物性食品」です。筆者は野菜をあまり食べませんでしたが、家人の鞭で今では野菜が大好物になり、海外に出るとまずマーケットで野菜果物を買ってからホテルに行くようになりました。また、毎日旬の野菜が収穫されるのを心待ちにしています。そして、この内容を本にしてくださった日本生活協同組合連合会出版部の安

達隆様に心から深く御礼申し上げます。

　　　　　　　　　　　　　　　　　　　　　　　　　　　筆者

索引

あ

アガリクス　86
アスタキサンチン　159
アスパルテーム　103
アセスルファムカリウム　103
アラキドン酸　30
アラビノース　108
アルテピリンC　60
アントシアニン　53、159、170
アントラキノン　50
イソフラボン　56、160
イソロイシン　131
EPA　30
海の脂肪酸　30
オレイン酸　37

か

海藻　127、163
活性酸素　40
カテキン　45、50、58、66、159、170
カプサイシン　110
カルシウム　23、24
カルニチン　100
キシリトール　103
ギムネマシルベスタ　108
ギャバ　124
クルクミン　50
グルタチオン　155
ケルセチン　45、58
抗酸化システム　40
コラーゲン　90
CoQ10（コーキューテン）　99、133

さ

脂肪酸　n−3系　30
脂肪酸　n−6系　30
食物繊維　82
ジンゲロン　111
スクラロース　103
ステビア　103
スルホラファン　159
ゼアキサンチン　159
セサミン　159

た

チオシアネート　155

鉄　23
DHA　30

な

ナイアシン　20
乳酸菌　77

は

バリン　131
ビタミンB$_1$　22
ビタミンB$_6$　20
ビタミンA　20
ビタミンC　22、42、46、59、93、94、155
ビタミンE　42
必須アミノ酸　135
ビフィズス菌　77
ピペリン　111
ファイバー　70
フコイダン　86、163
フコキサンチン　113、159、161
フラボノイド　50、54、157、160、161
プレバイオティクス　79
プロテイン　130、132
プロバイオティクス　79
ベーターカロテン　20
ベータークリプトキサンチン　159
ベータグルカン　86、163
補酵素キューテン　135
ポリフェノール　43、82

ま

マーガリン　38
マグネシウム　24

や

ユビキチン　135
ユビキノン　135
葉酸　20

ら

リコペン　158
レスベラトロール　50
レンチナン　86
ロイシン　131

著者略歴　金沢和樹（かなざわ　かずき）
1973年；京都大学大学院食品工学専攻修了、神戸大学助手就任
1985～1986年；米国ブランダイス大学生化学部研究員
1989年；神戸大学農学部助教授
現在；神戸大学農学部教授（農学博士）

1989年；日本栄養・食糧学会奨励賞受賞
1997年；アメリカ化学会"食品機能研究賞"受賞
1990～1996年；WHO「人類の健康」会議事務局長
1987年～2008年；日本生協連「食品添加物研究会」委員（添加物や機能性食品等にかかわる調査）
1995年～現在；フードファクターズ学会幹事（2001年会長）
2000年～現在；日本過酸化脂質フリーラジカル学会理事（2005年度会頭）
2000年～2005年；文部科学省科学技術総合研究推進委員
2003年；第三回バイオビジネスコンペJAPAN優秀賞受賞
2003年～2007年；神戸大学連携創造本部企画部門長
2004年～現在；兵庫県技術参与
2004年～2006、2008～現在；日本農芸化学会評議員
2004年～現在；コープこうべ商品検査センター顧問
2005年3月；神戸大学永年勤務表彰
2005年～2007年；農林水産省食料・農業・農村審議会消費・安全分科会会長
2007年～現在；J. Clin. Biochem. Nutr. 実行編集委員、Bio Factors 実行編集委員
2005年～現在；J. Nutr. Sci. Vitaminol. 編集委員、2008年から副委員長
2008年～現在；J. Functional Foods 編集委員
2008年11月5日；兵庫県科学賞受賞

学術論文：「活性酸素」「脂質栄養」「がん予防」「フラボノイド」「ダイオキシン」などの論文を国際学術誌に160編。
著書：「栄養機能化学（朝倉書店）」「何を食べるべきか（コープ出版）」「21世紀の健康対策（WHO）」「文部省検定合格高等学校教科書・家庭一般21（実教出版）」「天然添加物安全性評価資料集（日本生活協同組合連合）」「食品大百科事典（朝倉書店）」など50編。

健康食品・サプリメントを科学する

[発行日] 2010年8月30日　初版1刷
[検印廃止]
[著　者] 金沢和樹
[発行者] 芳賀唯史
[発行元] 日本生活協同組合連合会出版部
　　　　〒150-8913　東京都渋谷区渋谷3-29-8　コーププラザ
　　　　TEL 03-5778-8183
[発売元] コープ出版(株)
　　　　〒150-8913　東京都渋谷区渋谷3-29-8　コーププラザ
　　　　TEL 03-5778-8050
　　　　www.coop-book.jp
[制　作] OVERALL
[印　刷] 日経印刷

Printed in Japan
本書の無断複写複製(コピー)は特定の場合を除き、著作者、出版者の権利侵害になります。
ISBN978-4-87332-298-8　　　　　　　　　　　　　落丁本・乱丁本はお取り替えいたします。